Die Ekstase

Visionen von Leidenschaft, Spiritualität und Entrückung in der Kunst

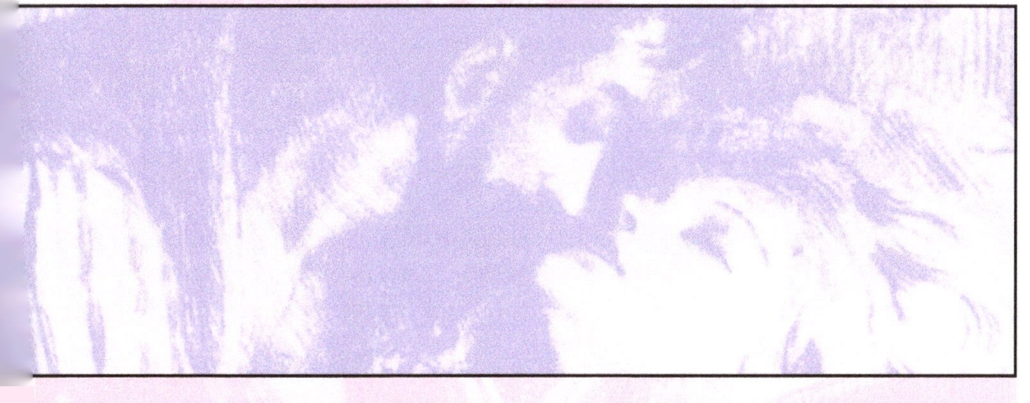

Hans-Jürgen Döpp

Layout:
Baseline Co. Ltd
Ho-Chi-Minh-Stadt, Vietnam

ISBN: 978-1-64699-166-2

Gedruckt

Die Schönheit und das Hässliche

**Die Schönheit wird konvulsivisch sein oder
sie wird nicht sein.**

André Breton

Nichts ist für den Mann erregender, als das Gesicht einer schönen Frau in höchster geschlechtlicher Erregung zu sehen. Schönheit stellt, insbesondere für den Mann, eine unwiderstehliche Lockung dar. Sie kann, übers Auge vermittelt, seine Begierden entfachen und ihn bis in alle Tiefen erregen. „Schönheit", meint Bataille, „ist das am Objekt, was es dem Verlangen empfiehlt". Petronius schildert in seinem Roman *Satirae*, welch raffinierter Künste es bedarf, um den anspruchsvollen Römer für die Genüsse der Liebe zu stimulieren, und doch ist es da eine „Göttin", schöner als alle Statuen, die sich vergebens bemüht, die erschöpften Gluten der Leidenschaften wieder zu entfachen: „Ihre Haare wallten in natürlichen Locken die Schulter herab; auf ihr niedriges Stirnchen beugten sich die Spitzen derselben vorwärts. Ihre Augenbrauen liefen daran bis an die Grenze der Backen herum und verloren sich sanft zwischen den Augen, die heller als die Sterne glänzten, wenn kein Mond am Himmel ist. Von ihrer Stirn stieg ein klein wenig gebogen die Nase herab und ein Mündlein hatte sie, dergleichen Praxiteles im Taumel der süßesten Begeisterung an der Göttin der Dryaden gesehen hat, und Kinn und Nacken und Hand und Fuß außer den feinen goldenen Bänderchen übertraf die Weiße des parischen Marmors."

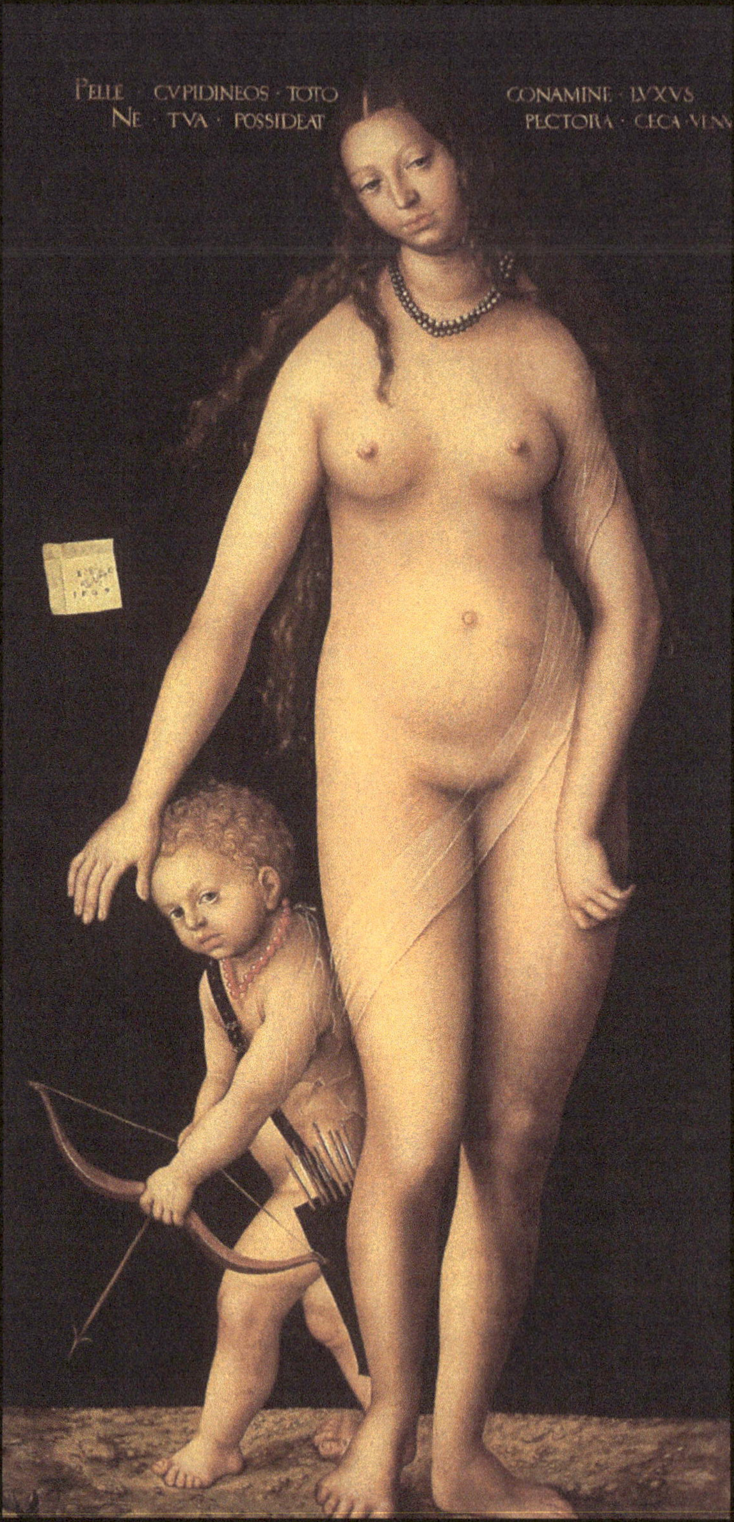

PELLE · CVPIDINEOS · TOTO   CONAMINE · LVXVS
NE · TVA · POSSIDEAT   PECTORA · CECA · VENV

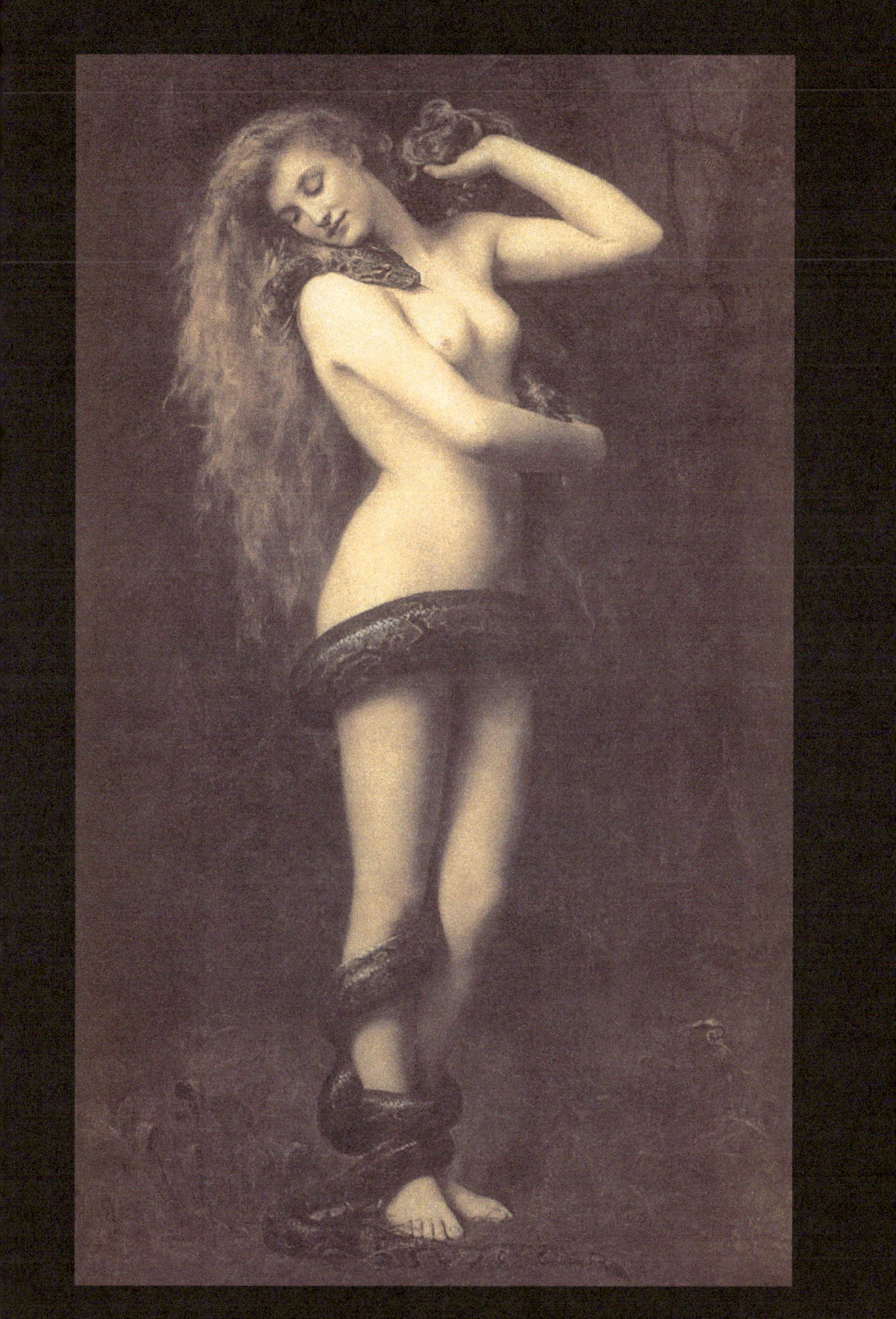

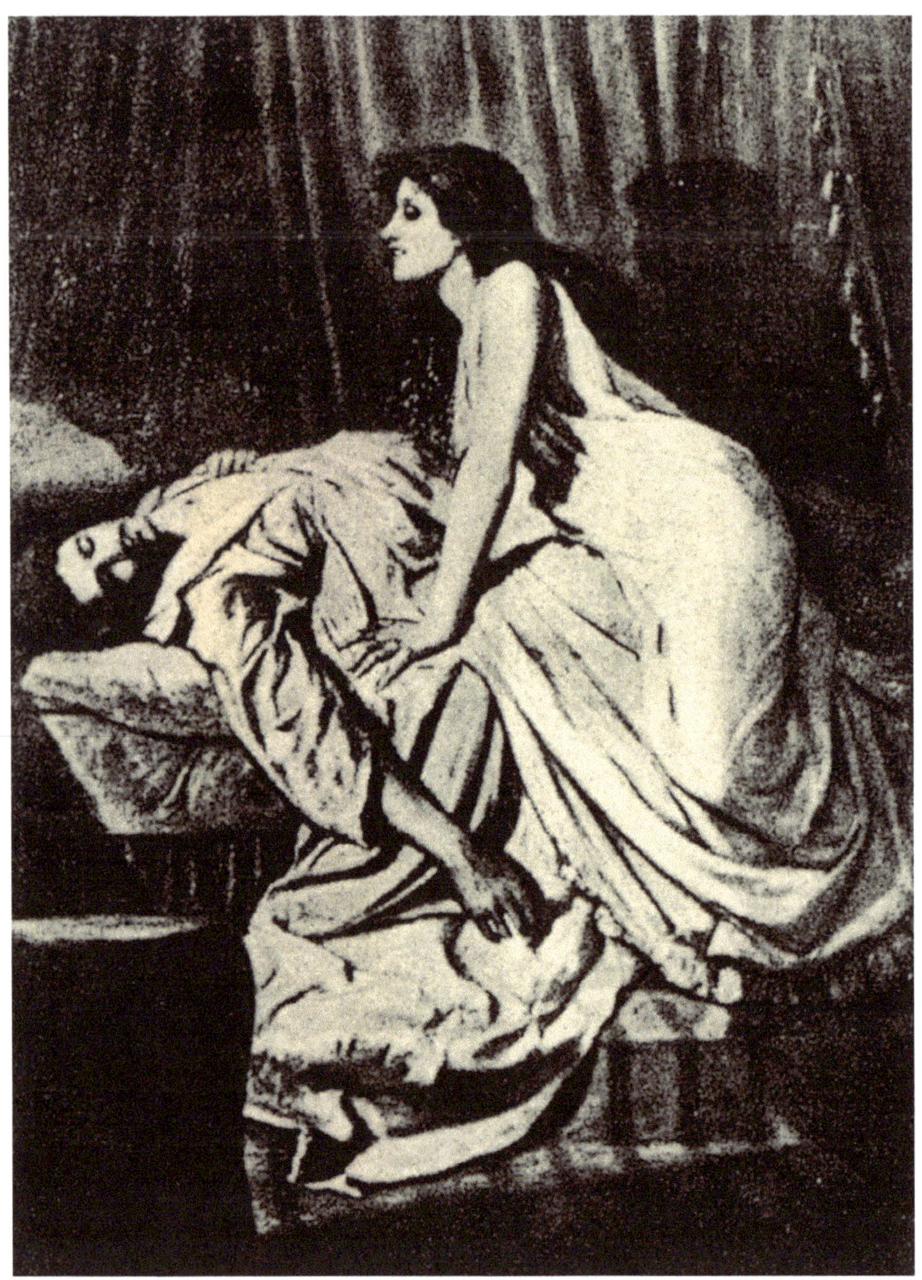

1. Lucas Cranach, *Venus und Cupido*, 1509, Öl auf Leinwand,
   Eremitage, Sankt Petersburg.
2. John Collier, *Lilith*, Öl auf Leinwand, Southport, The Atkinson Gallery.
3. Philip Burne-Jones, *Der Vampir*.

as Bild dessen, was als „schön" bezeichnet
wird, unterliegt dem Wechsel der Zeiten.
Das Schönheitsideal des frühen
Mittelalters muss sich in das Bild der heiligen
Jungfrau Maria kleiden und ein Kirchenvater
des 4. Jahrhunderts ist es, der die
imaginären Schönheiten der
Gottesmutter zu einem Gemälde von
bestrickendem Reiz aneinander reiht:
„Wohlgetan an ihrem Leibe, war sie
die schönste der Frauen, sie war
schön weiß, nicht zu kurz und
nach rechtem Maße lang. Ihr Leib
war weiß und von schöner Farbe
und ohne allen Fehl. Gelb und
goldfarben war ihr Haar; ihre
Zöpfe waren lang und glatt und
recht und wohl geflochten. Ihr
Mund war wonniglich und
minniglich anzuschauen. Ihre
Lippen waren rot und
rosenfarben und ohne alle Fehler.
Ihre Zähne waren alle zusammen
in schöner Reihe gerade, weiß
und rein, dem frisch gefallenen
Schnee vergleichbar. Ihre Wänglein
waren lilienfarben und es hatte sich
da gemischt roter Rosen Farbe und
Schnee, wovon die Wänglein so
geziert wurden wie wenn einer eine
Lilie hingelegt und ein Rosenblatt
darauf. Ihre Kehle war weiß und blank,
ihr Hals nicht zu dick und in echter Länge".
Wie weltlich und doch fromm sieht dieser
heilige Mann die Reize des gottgebenedeiten
Weibes und wie spricht er von ihnen mit der
liebevollen Innigkeit eines Minnesängers.

Mit diesem Madonnenbild ist das Schönheitsideal
der ritterlichen Zeit mit ihrem Minnedienst
vorweggenommen.
Was als schöner Mund gilt, ist in den meisten
Kulturen nicht sehr verschieden. Bereits im
Mittelalter herrschte die Ansicht, dass schöne
Lippen „süß, liebreizend, klein und lächelnd,
weich und angenehm zu küssen und rot gefärbt"
sein sollten.

Was die französische Poesie als Ideal verehrt,
verrät uns der Dichtervagabund François Villon in
seinem *Großen Testament* in dem er eine
Helmschmied-gattin ihre verwelkten Reize
beklagen und dabei ihre einstigen blühenden
Schönheiten rühmen lässt:

4. Botticelli, *Madonna*, 1482, Detail, Uffizi, Florenz.

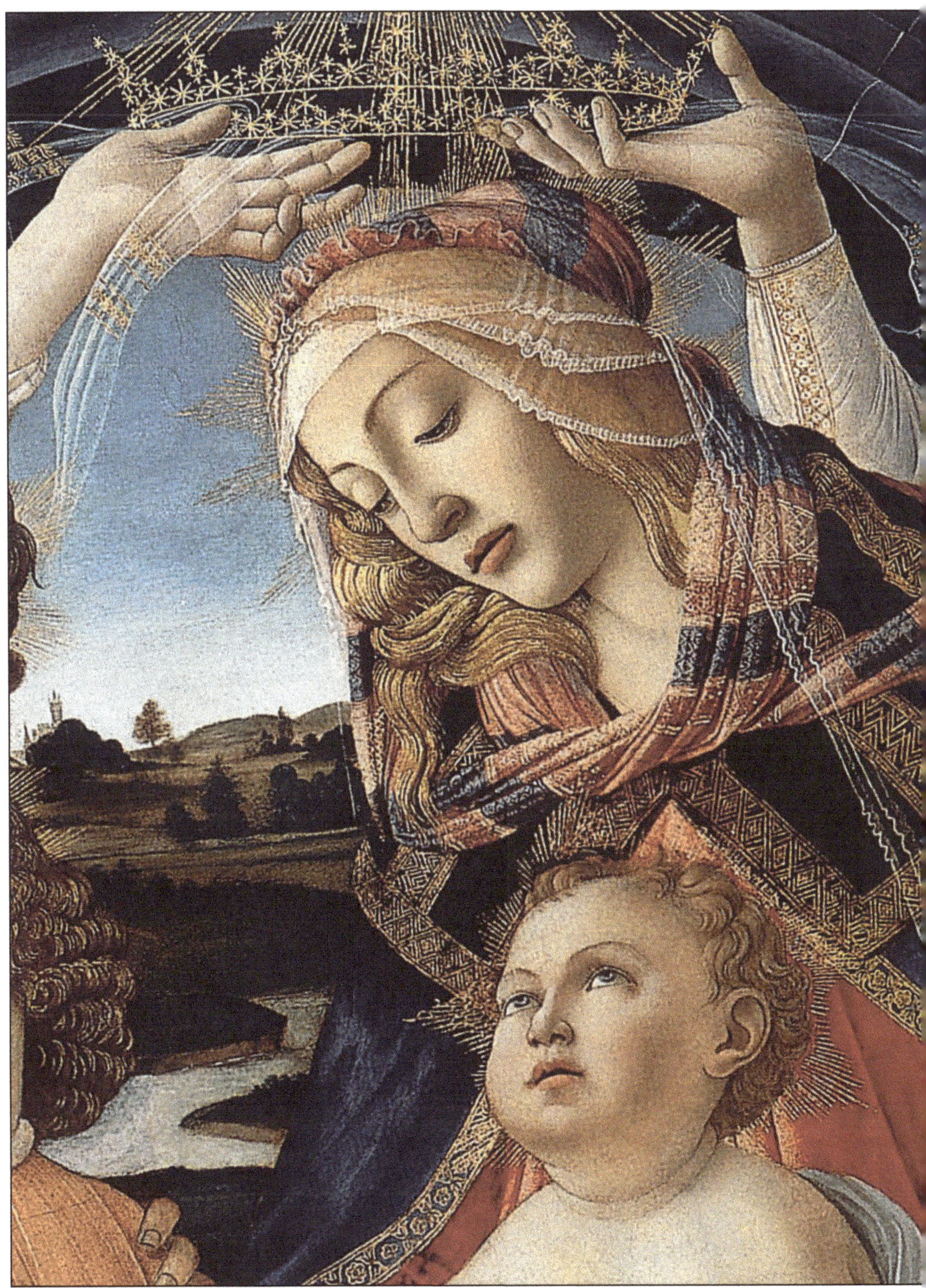

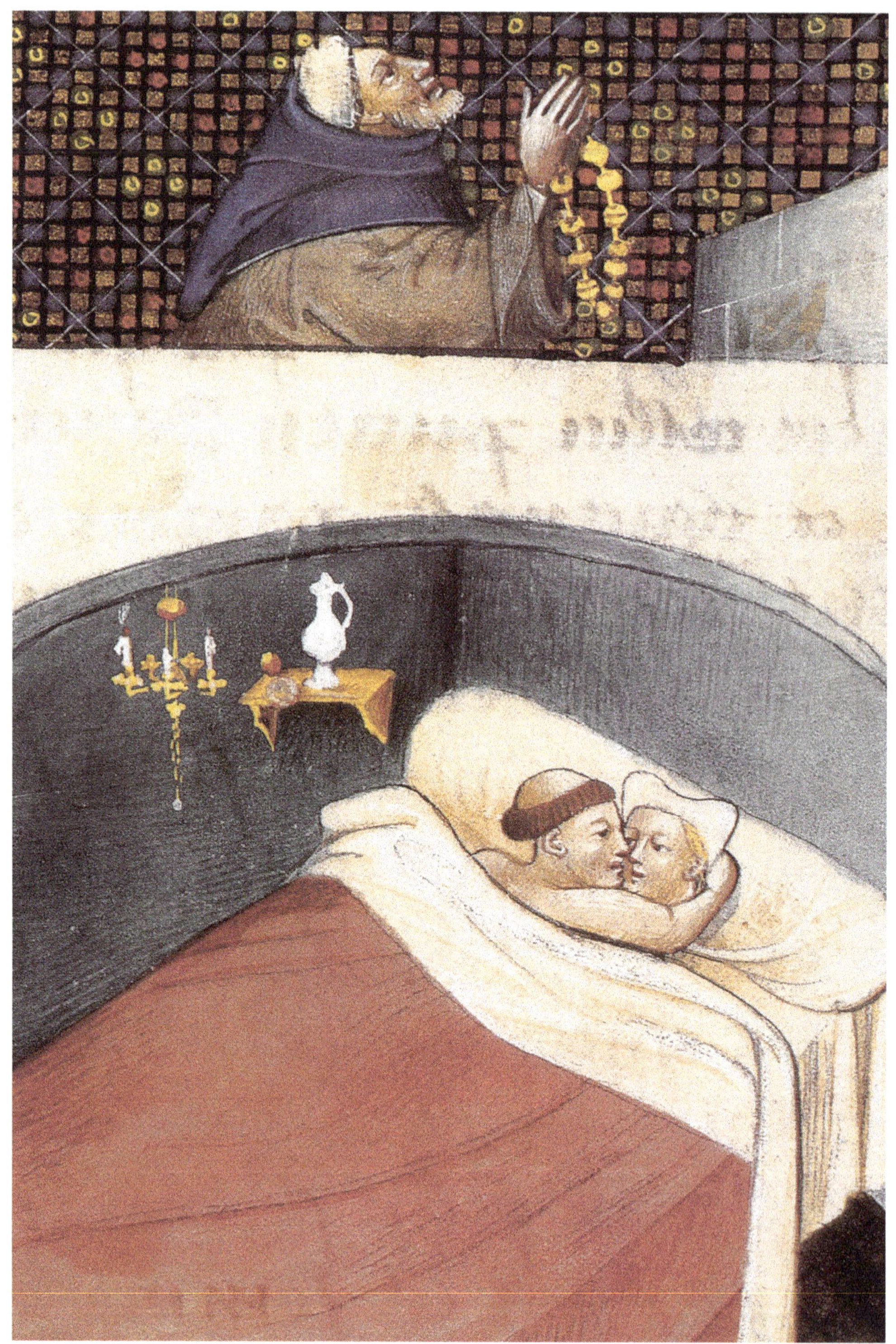

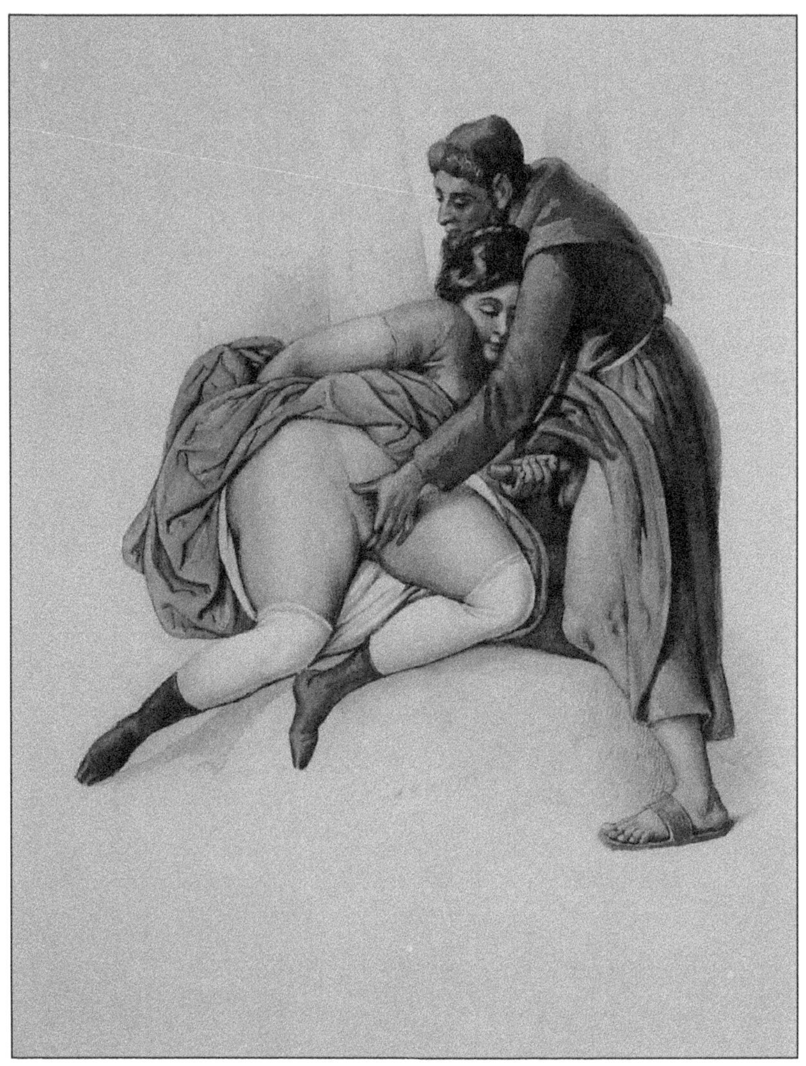

5. Miniatur, Illustration für Boccaccios *Dekameron*, 14. Jh.
6. Peter Johann Nepomuk Geiger, Aquarell, 1840.

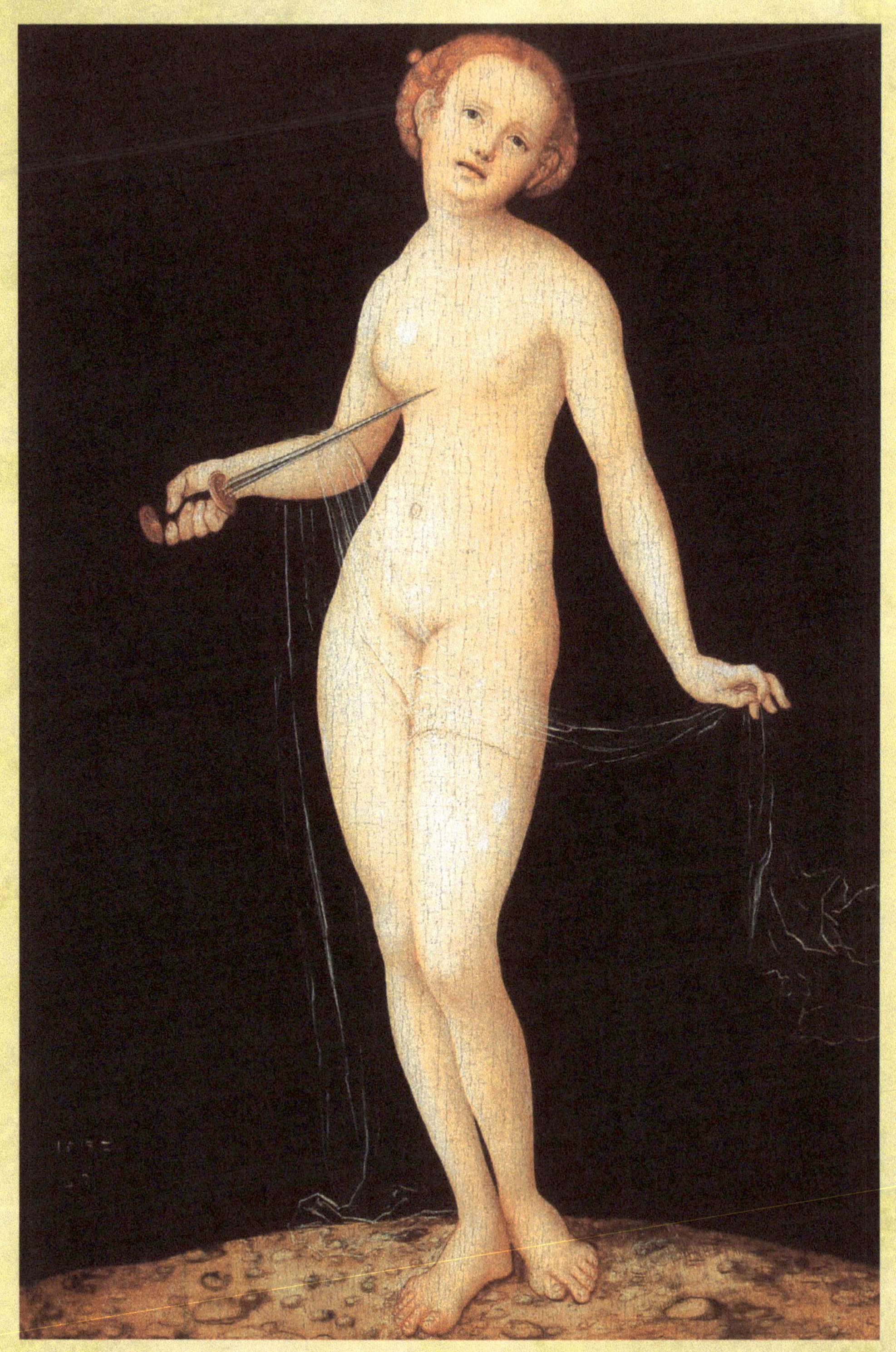

𝕷 II

„Was bleibt von meiner Pracht,
      von meinen Brauen, feingezogen,
Von meinem süßen, hübschen Blick,
      von meinem breiten Nasenbogen,
Von meinem seidnen blonden Haar,
      von meinen Ohren, zart und klein,
Von meinem Wunderlippenpaar,
      von meinem Antlitz, klar und rein?

𝕷 III

Und meine Schultern, schmal und fein,
      die Hüften, die sich üppig straffen,
Und meine Tüttchen, fest und klein,
      so wohlgeartet und geschaffen,
Dass mancher Mann dran Feuer fing,
      die breiten Lenden und im harten
Elast'schen Fleisch das süße Ding
      in seinem Liebesgarten?"*

*Auszug aus dem *Großen Testament* von François Villon.

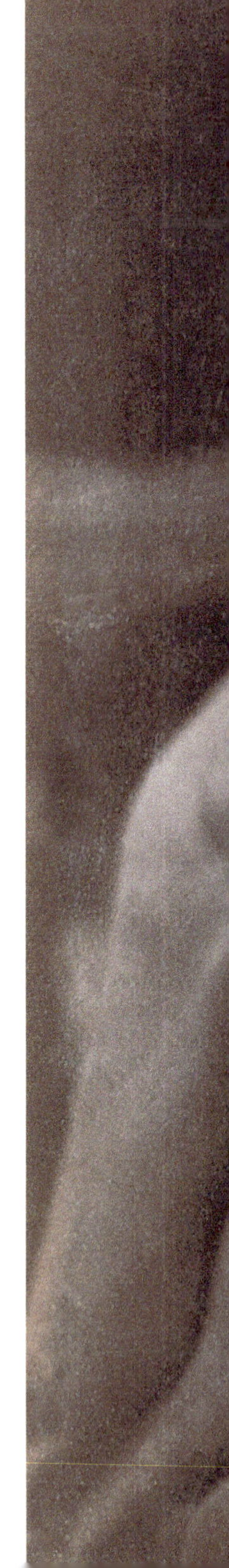

7. Lucas Cranach, *Lukrezia*, 1533, Gemäldegalerie der
Akademie der Bildenden Künste, Wien.
8. Julie Mangenet Cameron, *Die heilige Agnes*, London.

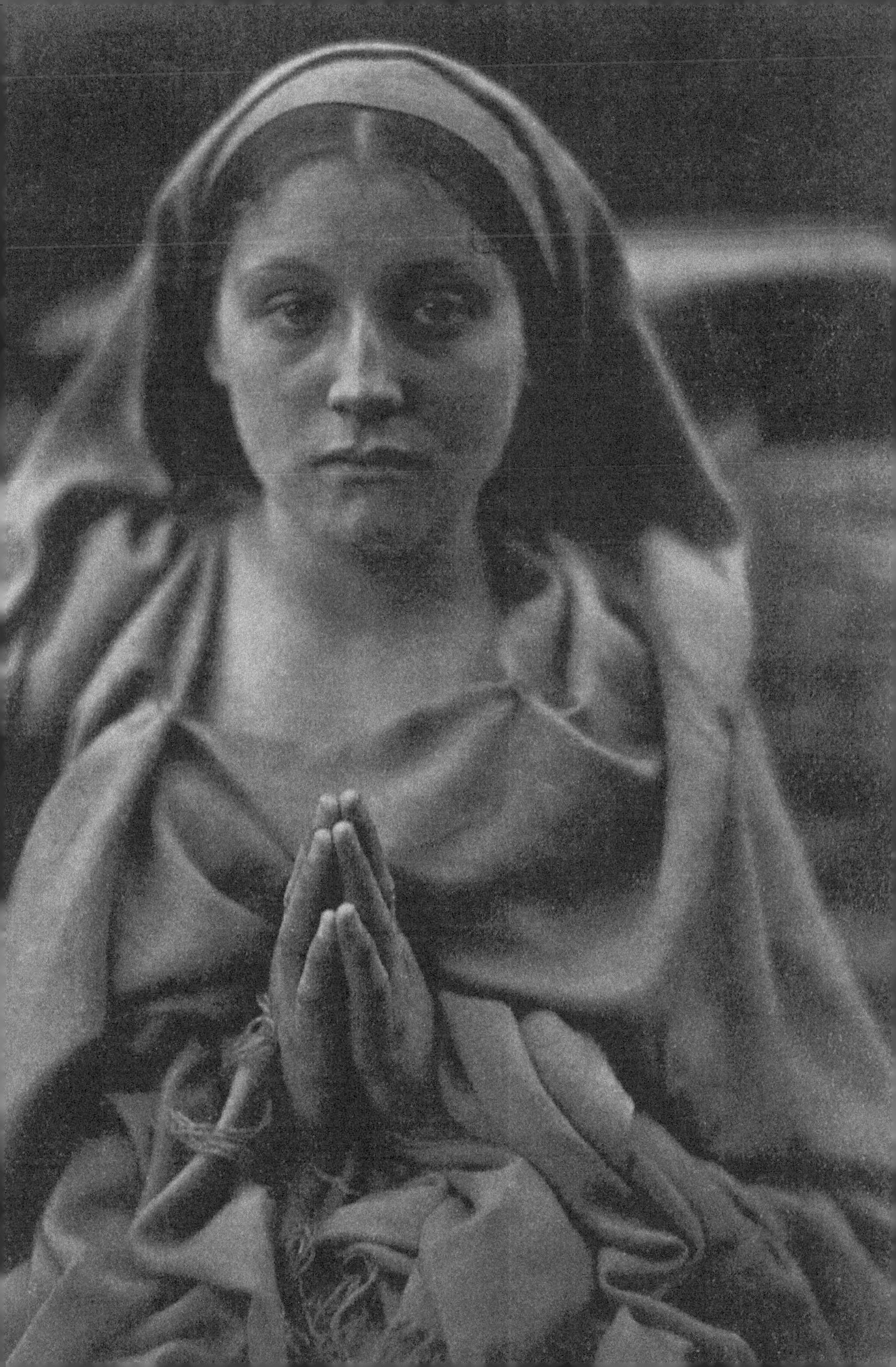

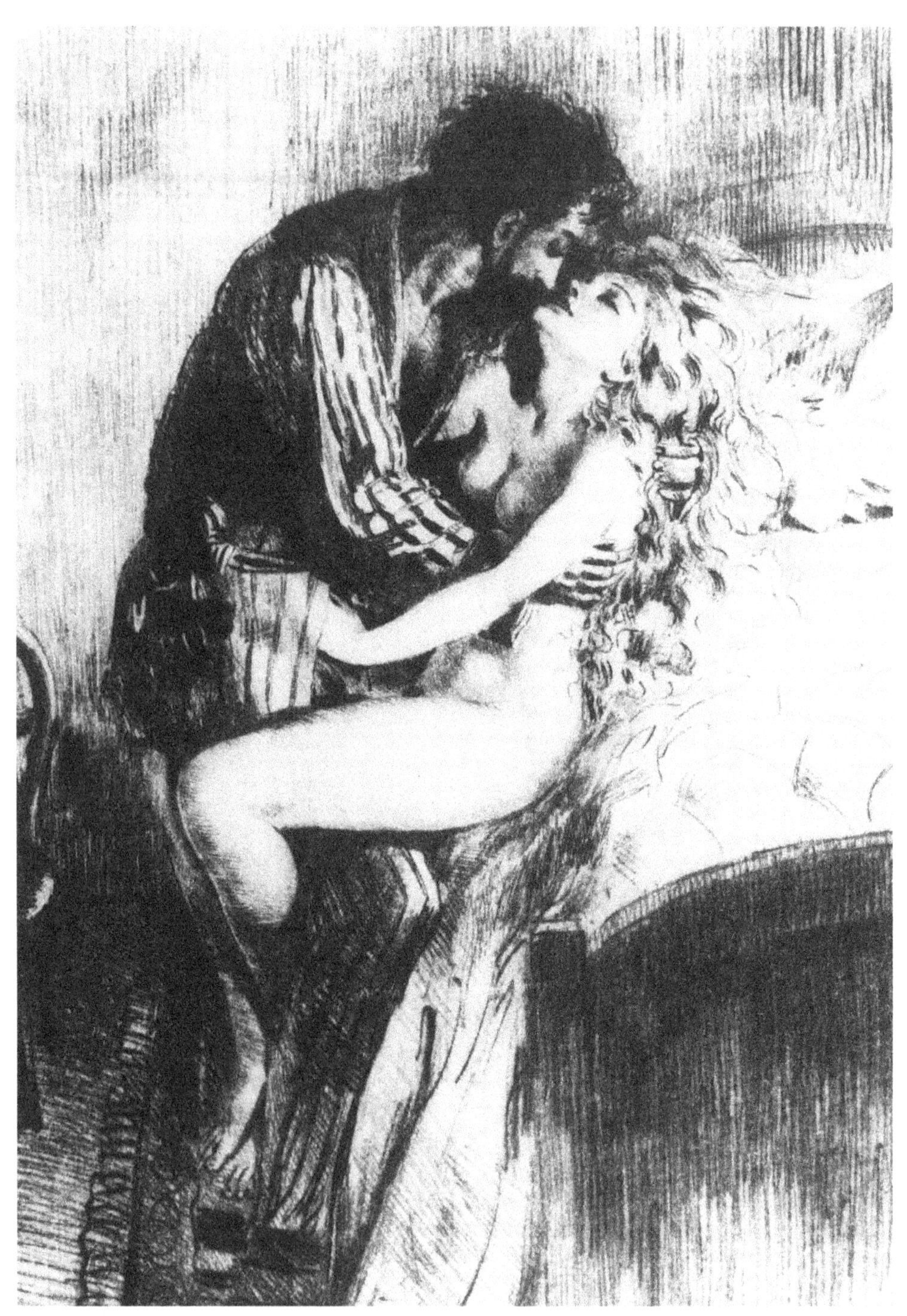

9. Französischer Druck, anonym.

Warum erscheinen uns manche Gesichter
überhaupt als schön? George Bataille weist darauf
hin, dass ein Mann, eine Frau im Allgemeinen für
schön gehalten werden, je weiter sich die Gestalt
vom Animalischen entfernt. „Eine Abneigung gegen
das, was bei einem menschlichen Wesen an
animalische Formen erinnert, besteht mit
Sicherheit. Im Besonderen ist die Ähnlichkeit mit
dem Affen verhasst. Der erotische Wert der
weiblichen Formen ist, scheint mir, an das
Zurücktreten jener natürlichen Schwerfälligkeit
gebunden, die an den materiellen Gebrauch der
Glieder und an die Notwendigkeit eines
Knochengerüstes erinnert: je unwirklicher die
Formen sind, je weniger deutlich sie der
animalischen Wirklichkeit, der physiologischen
Wirklichkeit des menschlichen Körpers angepasst
sind, desto besser entsprechen sie dem ziemlich
allgemein verbreiteten Bild einer begehrenswerten
Frau.“

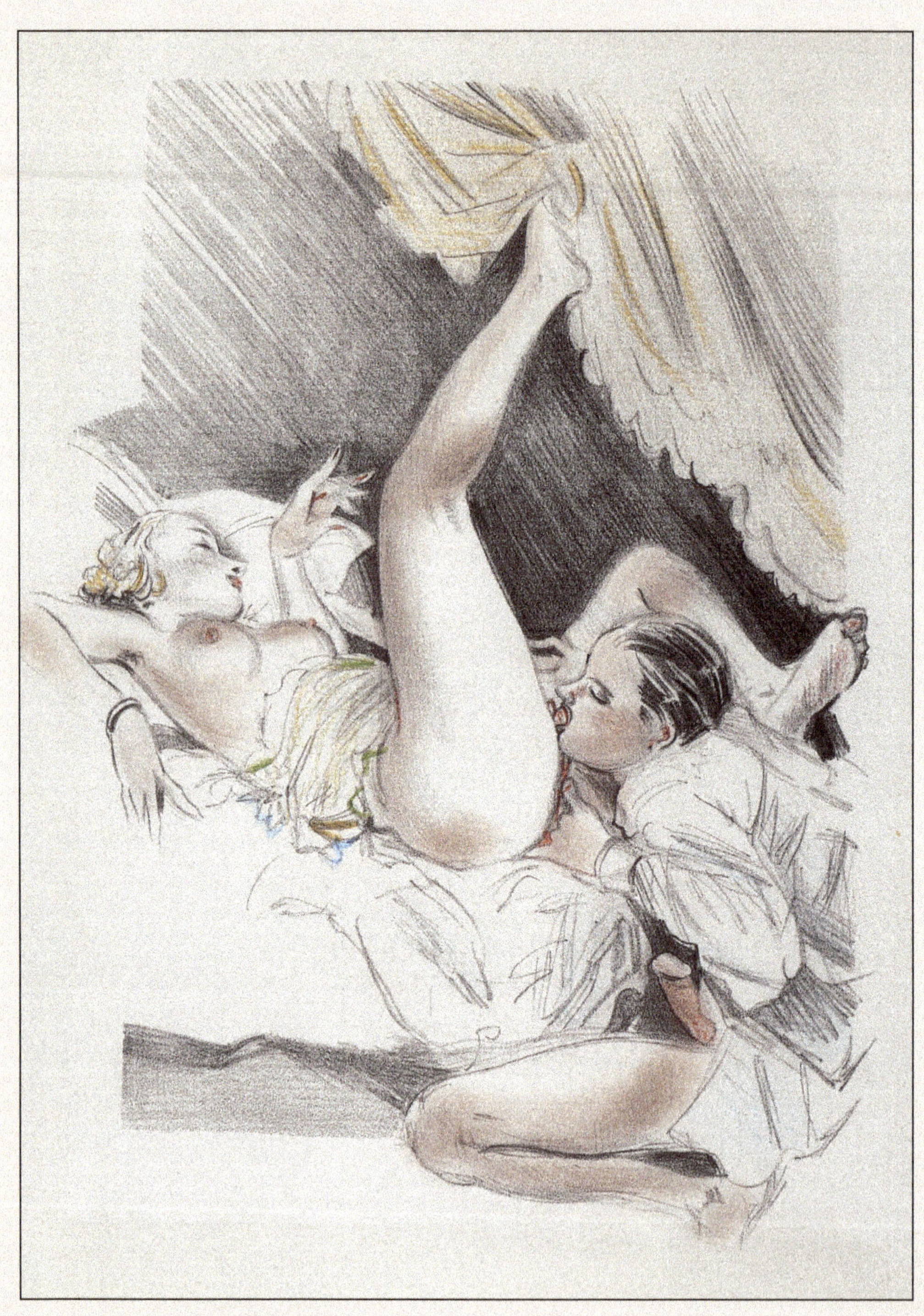

10. Rojan, *Frühjahrs Idylle*, 1934.

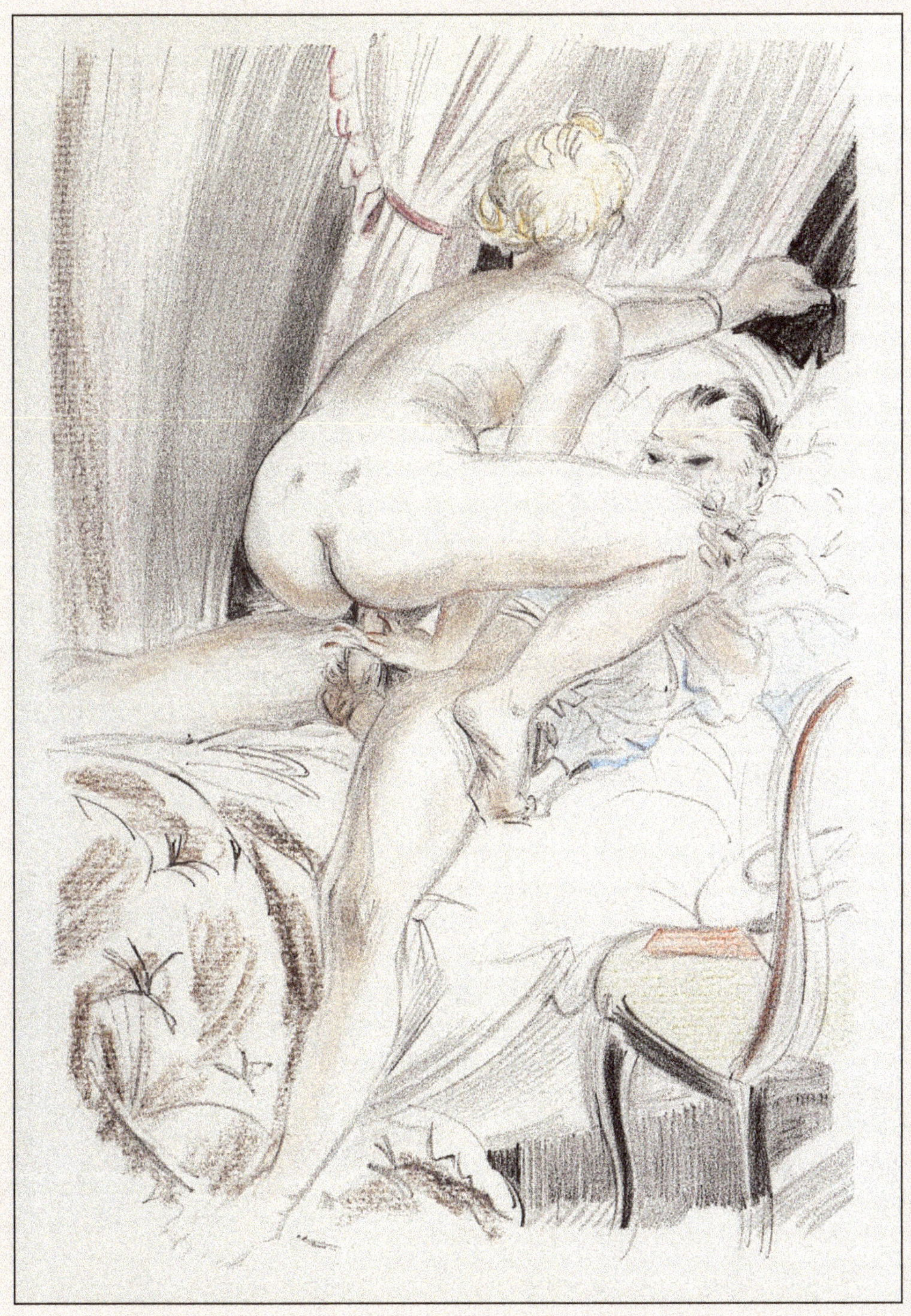

Daher erblickt man in der Verniedlichung den höchsten
Reiz der Frau. So beschreibt der Rokoko-Dichter Johann
Georg Scheffner in *Dorchens Reizverzeichnis* sein
anakreontisches Bild der Schönheit: Vom „sanft
gestutzten" Näschen und den „veilchenblauen" Augen,
den „Wangengrübchen" und den „Perlenreihen" der
Zähne, über den „elastischen Busen", die „runden Knie"
und die „glatten und zarten Schenkel" bis zu Amors
„Ablassplatz" hinab wird alles mit genüsslichem Behagen
an der nackten Schönheit beschrieben.

Doch das Bild der begehrenswerten schönen Frau könnte
allein das Begehren nicht provozieren, wenn es nicht
zugleich einen verborgenen animalischen Aspekt
offenbarte. „Die Schönheit der begehrenswerten Frau",
schreibt Bataille in seinem Jahrhundertwerk der
erotischen Philosophie, *Die Erotik* (1957), „weist auf ihre
Schamteile hin: die behaarten Partien, die
animalischen Partien. Der Instinkt prägt uns das
Verlangen nach diesen Partien ein... Die Schönheit, die
das Animalische negiert und das Begehren weckt, mündet
in der großen Erregung bei der Exaltation gerade der
animalischen Partien!"

Nicht um ihrer selbst willen verlange man nach
Schönheit, sondern des Genusses willen, der in der
Gewissheit liegt, sie zu entweihen. „Die Schönheit, die in
ihrer Vollendung das Animalische ausschließt, wird so
leidenschaftlich begehrt, weil gerade sie durch den Besitz
in animalischer Weise beschmutzt wird. Man verlangt
nach ihr, um sie zu besudeln".

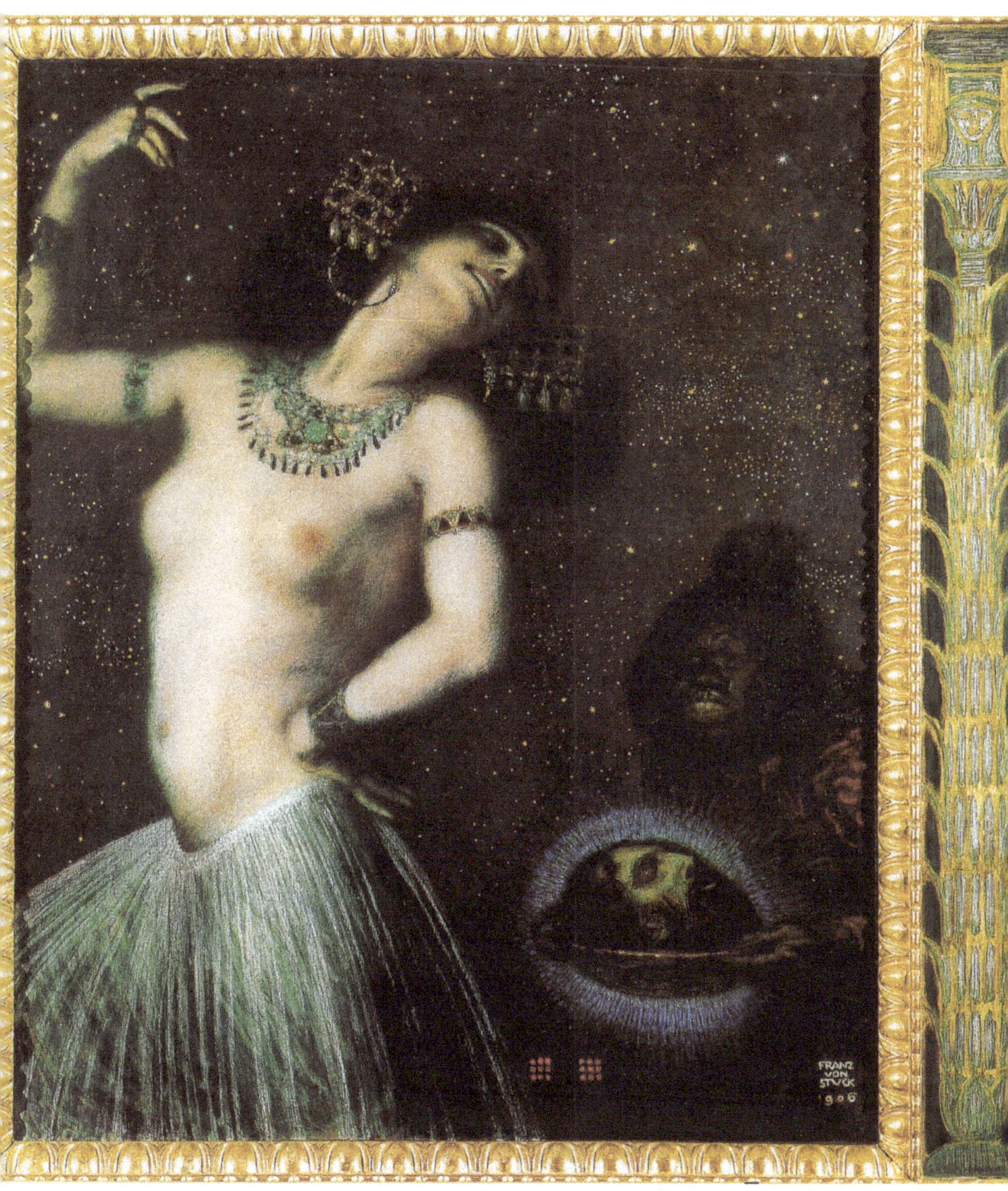

11. Franz von Stuck, *Salome*, 1906, Öl auf Leinwand, Städtische Galerie im Lenbachhaus, München.

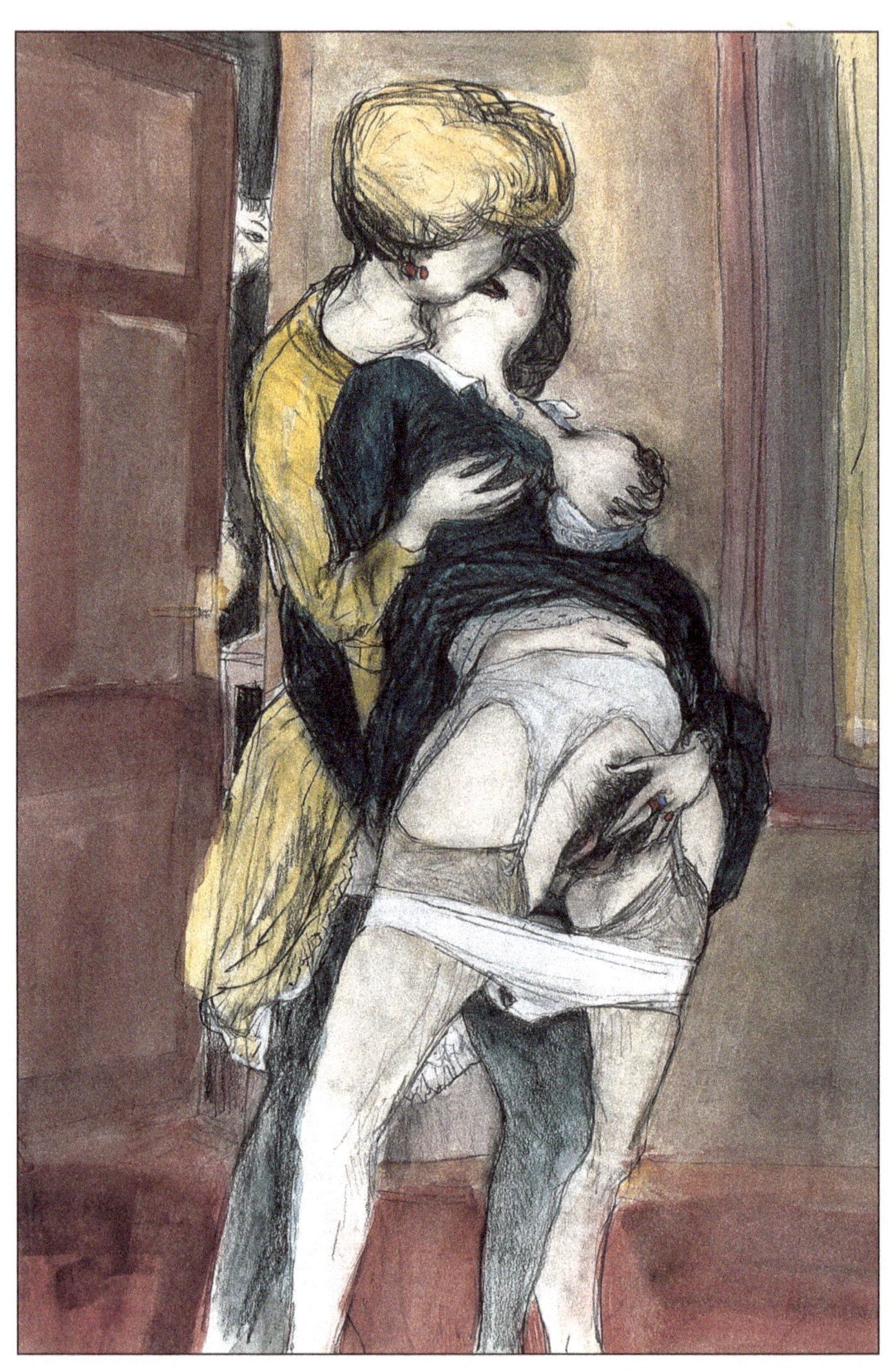

12. Armand Petitjean, Pastellzeichnung, 1946/47.

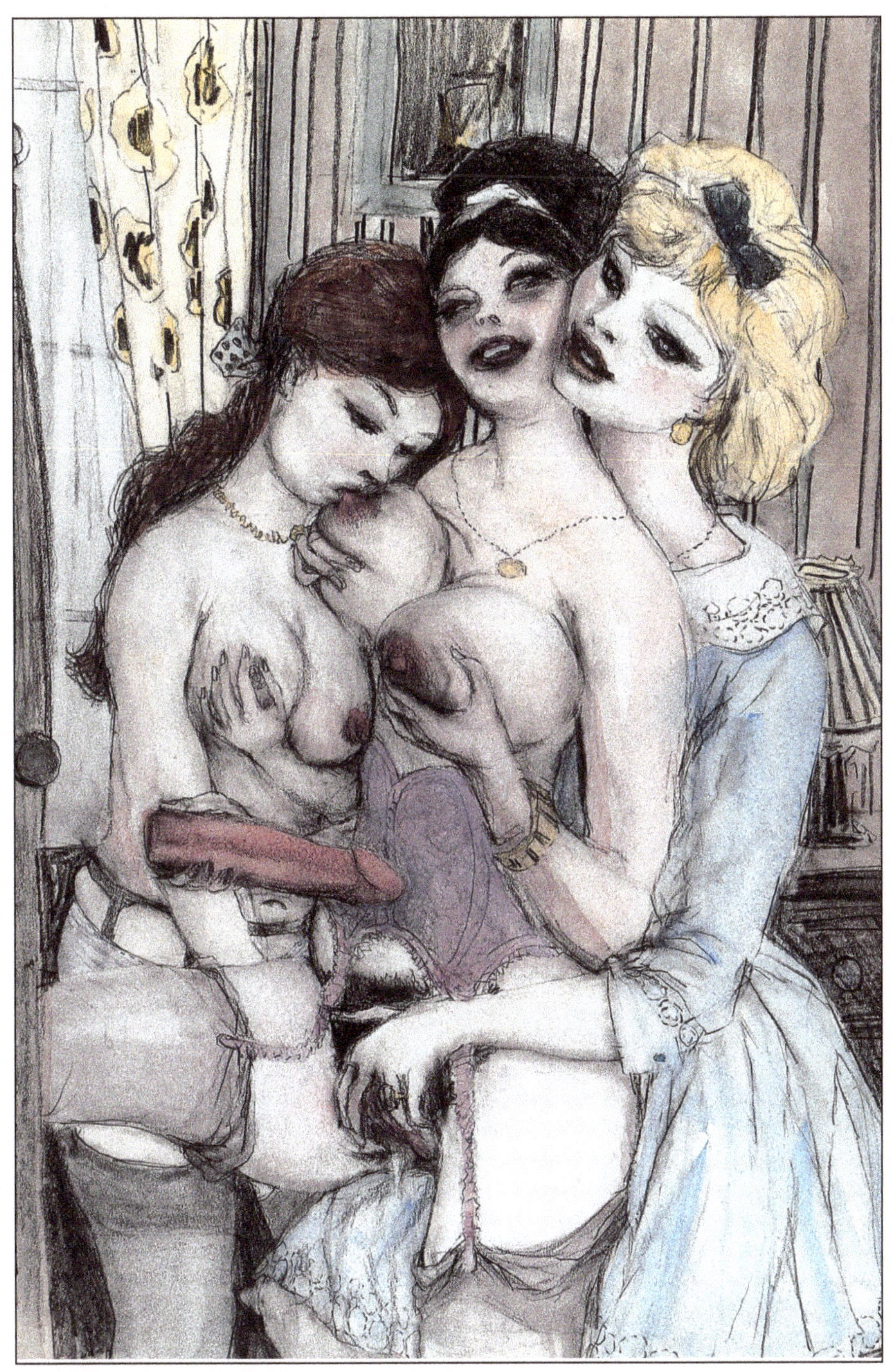

13. Armand Petitjean, Pastellzeichnung, 1946/47.

Insbesondere im ekstatischen Augenblick des Orgasmus tritt das Animalische auf heftige Weise zutage.

Nun kennt jeder Menschen, die als schön bezeichnet werden, ohne dass ein „instinktives Verlangen" nach jenen dunklen Partien sich regt. Insbesondere bei einigen der heute gehandelten „Models" hat man den Eindruck, selbst ihre deodorierten Geschlechtsteile seien aus sterilem Venyl geformt. Ihre Schönheit ist gleichsam wesenlos. Nichts Geheimnisvolles ist an ihnen, was die erotische Fantasie reizen könnte. So sind auch die von Helmut Newton fotografierten Frauen „kalte Schönheiten", vollkommen zwar, aber nicht entflammend.

Ist es das Bewusstsein, das die Frau selbst von ihrem „anderen", „verworfenen" Teil hat, was den Mann die Spannung wittern lässt? Dieses Wissen von sich selbst übermittelt sich dem anderen in einem subtilen Augenblick, der den Instinkt entflammen lässt. Der geheime Bestimmungszweck der Schönheit offenbart sich quasi durch den wechselseitigen „Silberblick", als den Franz von Baader den Blick bezeichnet, bei dem der Mensch gleichzeitig mit seinem äußeren und mit seinem inneren Auge sieht. Mit diesem Silberblick wird die Schönheit wie mit einem Funken entzündet. Mehr noch, als dass der Mann getrieben wird, wird er von ihr angezogen.

14. Anonyme Fotografie.

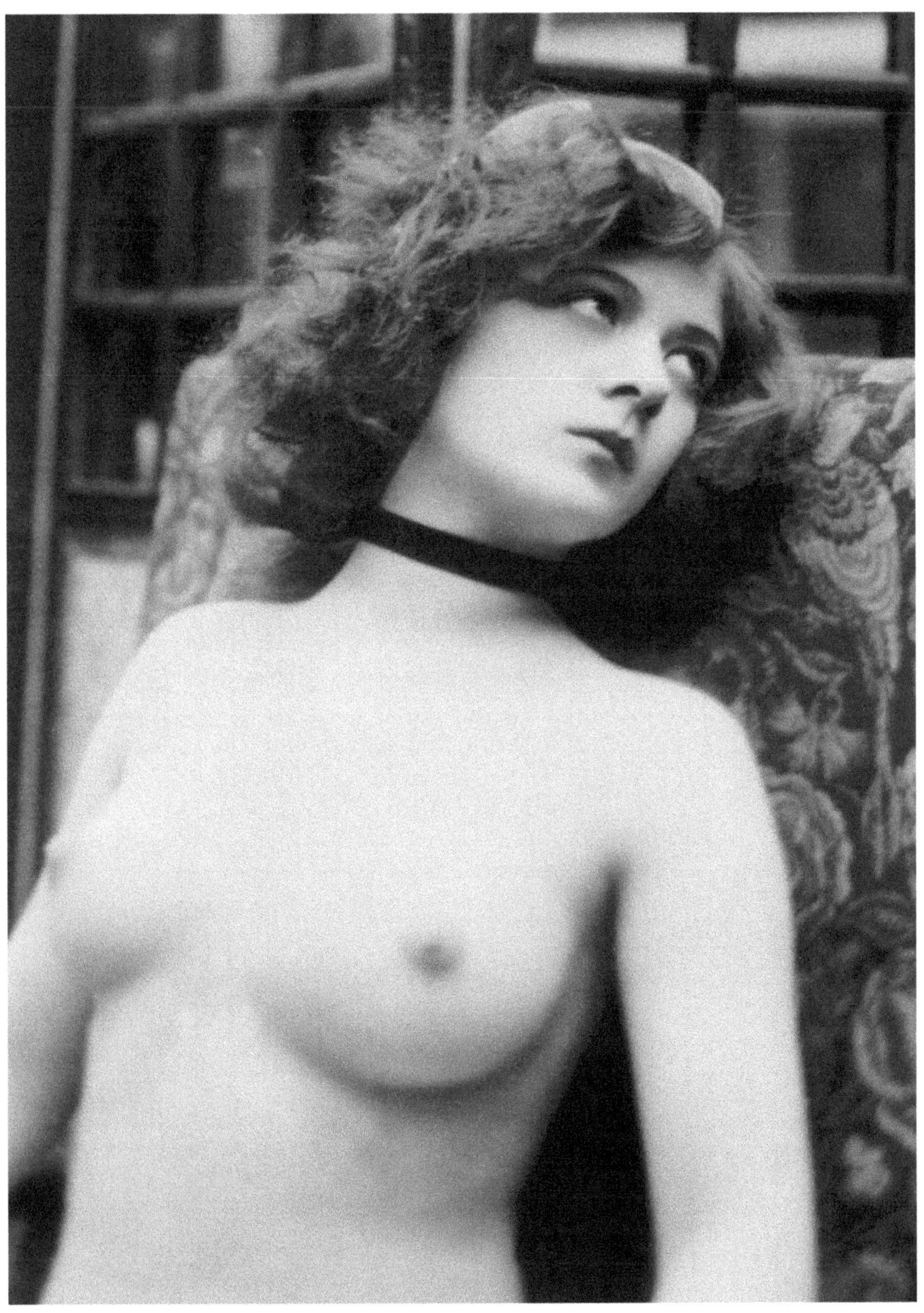
Verführung

Die Surrealisten waren gebannt von den ausdrucksvollen Exaltationen der Hysterie. So konnte André Breton in seinem Roman *Nadja* die Schönheit paradigmatisch definieren: „Die Schönheit wird konvulsivisch sein oder sie wird nicht sein". In dem hervorgehobenen Schlüsselwort *konvulsivisch* schwingt seine psychiatrische Bedeutung von „krampfartig" mit. Diese „Schönheit im Dienste der Leidenschaft" ist eine Reminiszenz an die „attitudes passionelles" der hysterischen Körpersprache, die, wie die Psychoanalyse erkannte, ein Äquivalent des Koitus darstellt. In seinem drei Jahre später erschienenen Buch *L' Amour fou* erweitert Breton die zentrale Synthese von Schönheit, Verrücktheit und Liebe: „Die konvulsivische Schönheit wird erotisch-verhüllt, berstend-starr, magisch-umstandsbedingt sein oder sie wird nicht sein".

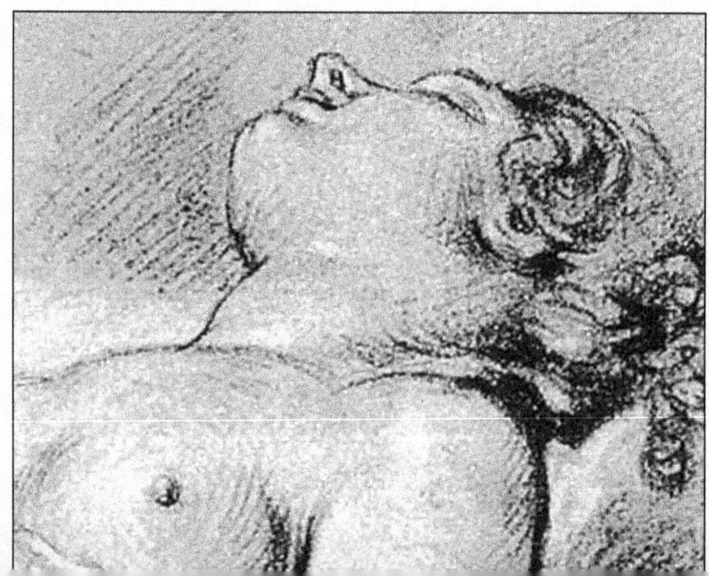

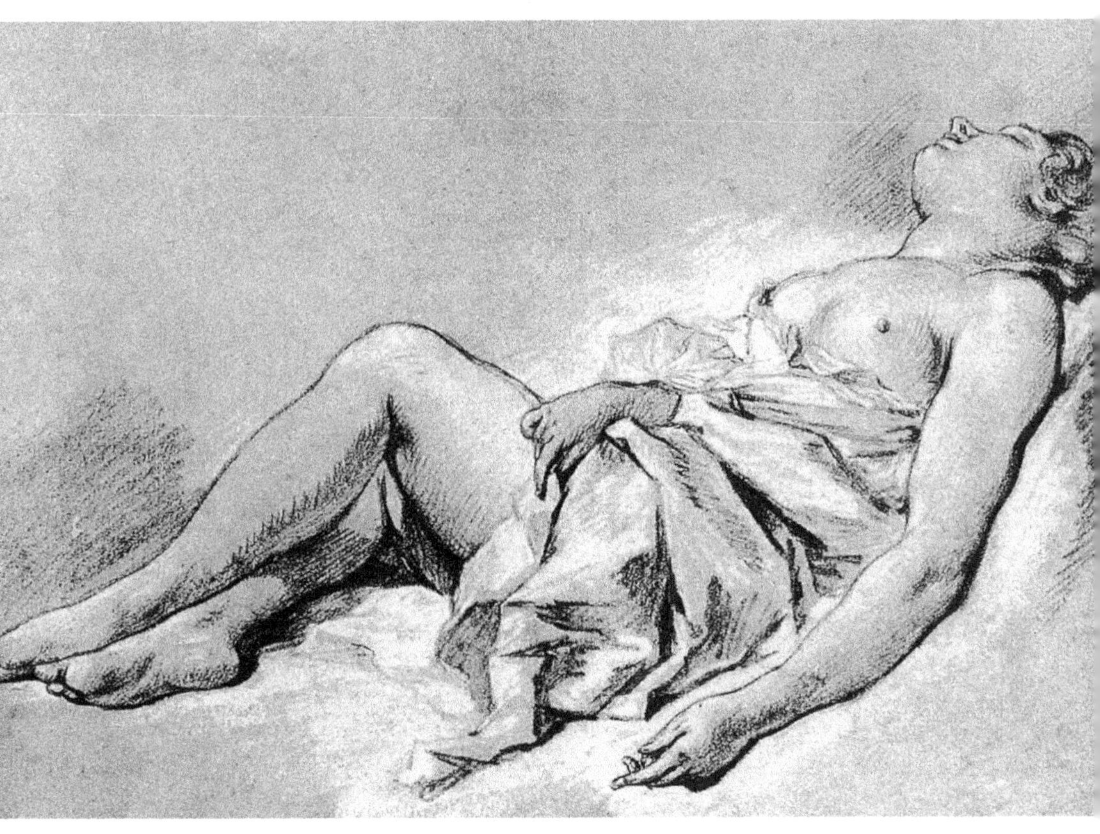

15. François Boucher, *Die Ruhe der Wollust*, 1748.

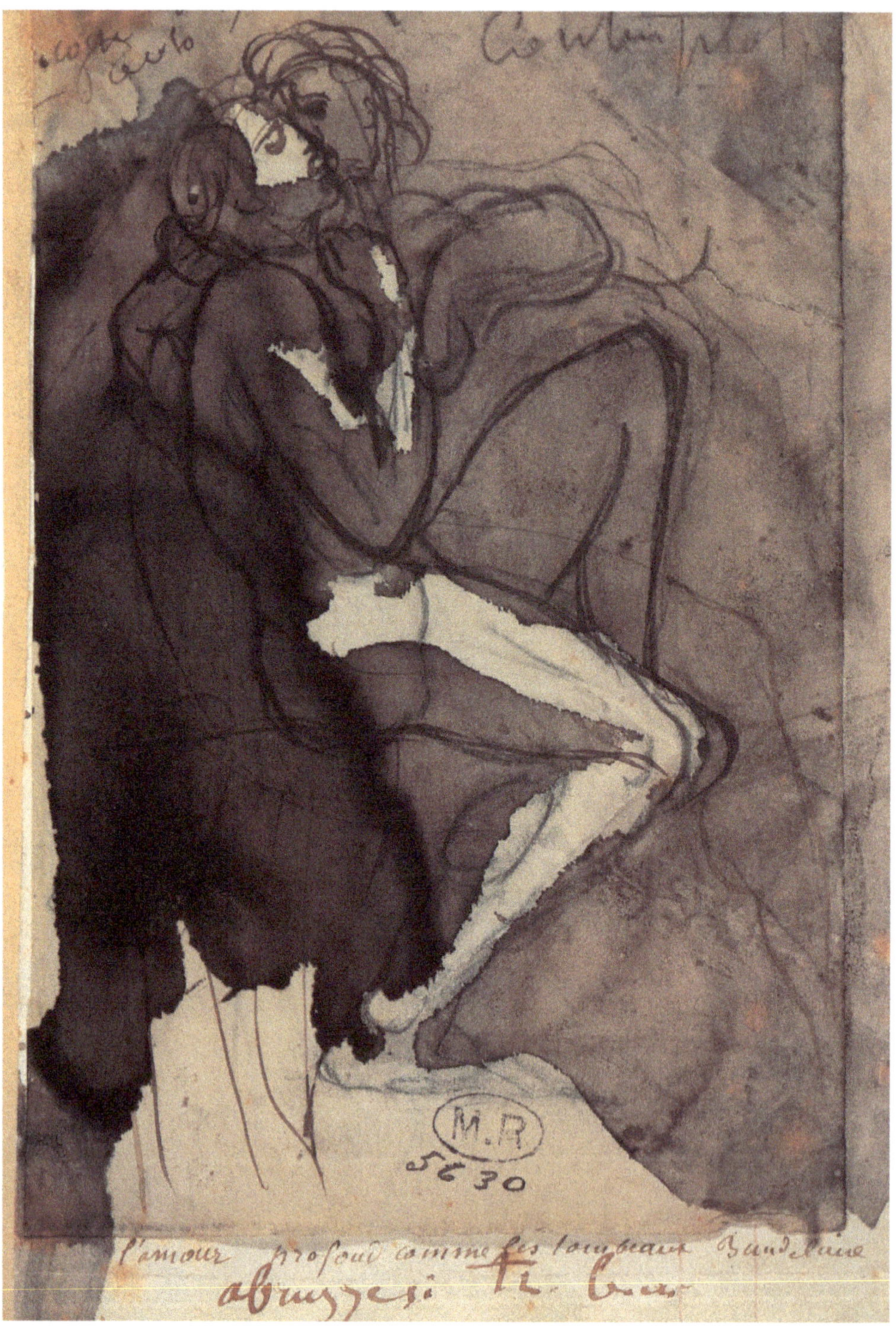
costa cecelo
Contemplo
M.R
5630
l'amour profond comme les tombeaux Baudelaire
abruzzesi

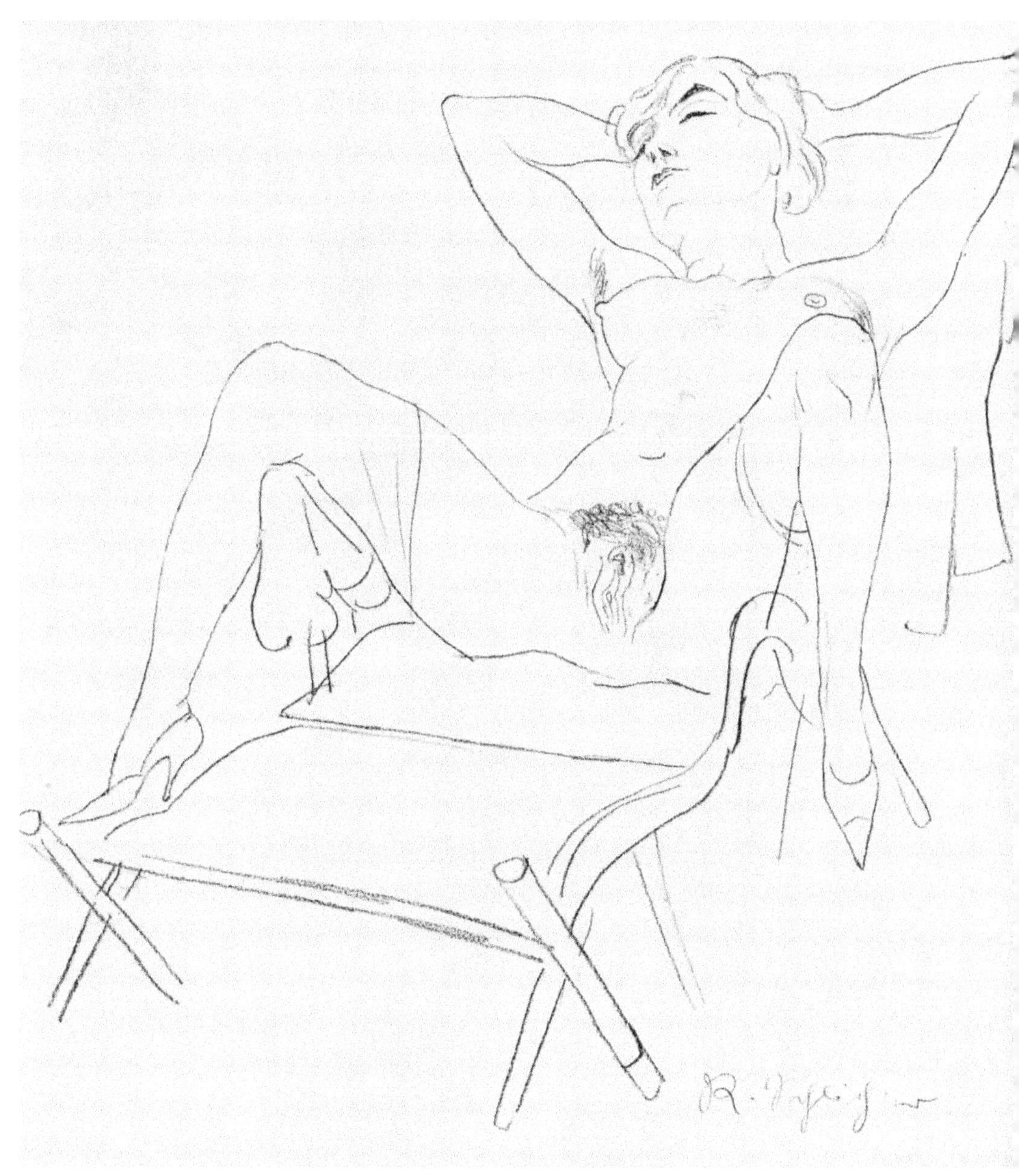

16. Auguste Rodin, *Sich umarmendes Pärchen* aus *Der Kreis der Liebenden*,
    um 1880, Bleistift und Feder auf Papier, Musée Rodin, Paris.
17. Rudolf Schlichter, *Free and easy*, frühe 20er Jahre.

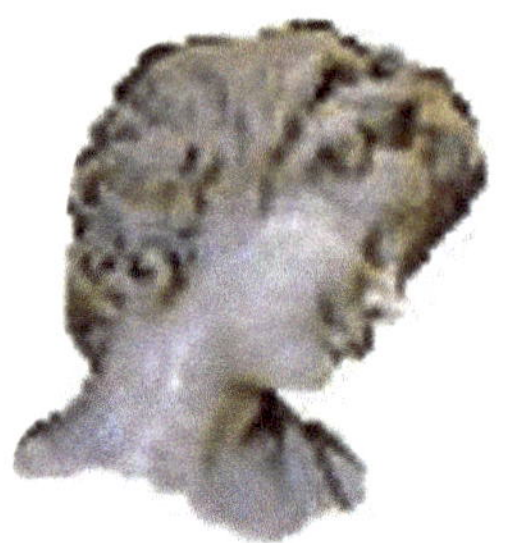

Das Begriffspaar „explosante-fixe" legt den Vergleich mit den Konvulsionen nahe, die als typisch für die „epileptoide Phase" des „großen hysterischen Anfalls" bezeichnet
wurden. Der Anspannung und Versteifung der Muskulatur korrespondiert im höchsten Stadium ein heftig bewegter, zuckender, zitternder Körper. So setzt sich das paradoxe Erscheinungsbild der hysterischen Konvulsion aus Stillstand und Bewegung zusammen. Diese
antagonistische Schönheit ist, wie es in *Nadja* heißt, weder dynamisch noch statisch.
Keine Skulptur drückt inbrünstiger den konvulsivischen Augenblick der Lust aus als die *Heilige Theresa* von Bernini. Wenn sie sich „von einem goldenen Pfeil durchbohren lässt", dann sind ihre Gefühle die des Koitus, möge die katholische Kirche auch glauben, dass ihr Erlebnis frei von eigentlich sexuellen Elementen sei.

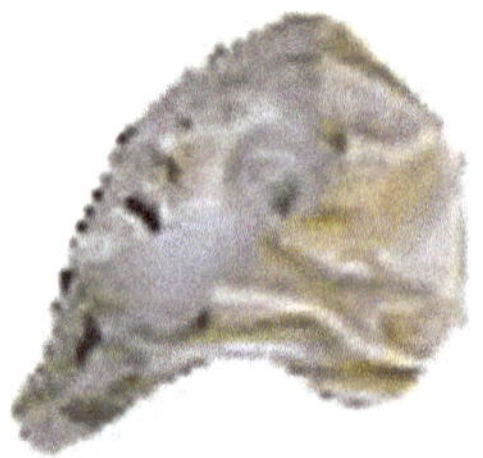

18. Bernini, *Die Ekstase der heiligen Theresa*, 1647-1652, Sta Maria della Vittoria, Roma.

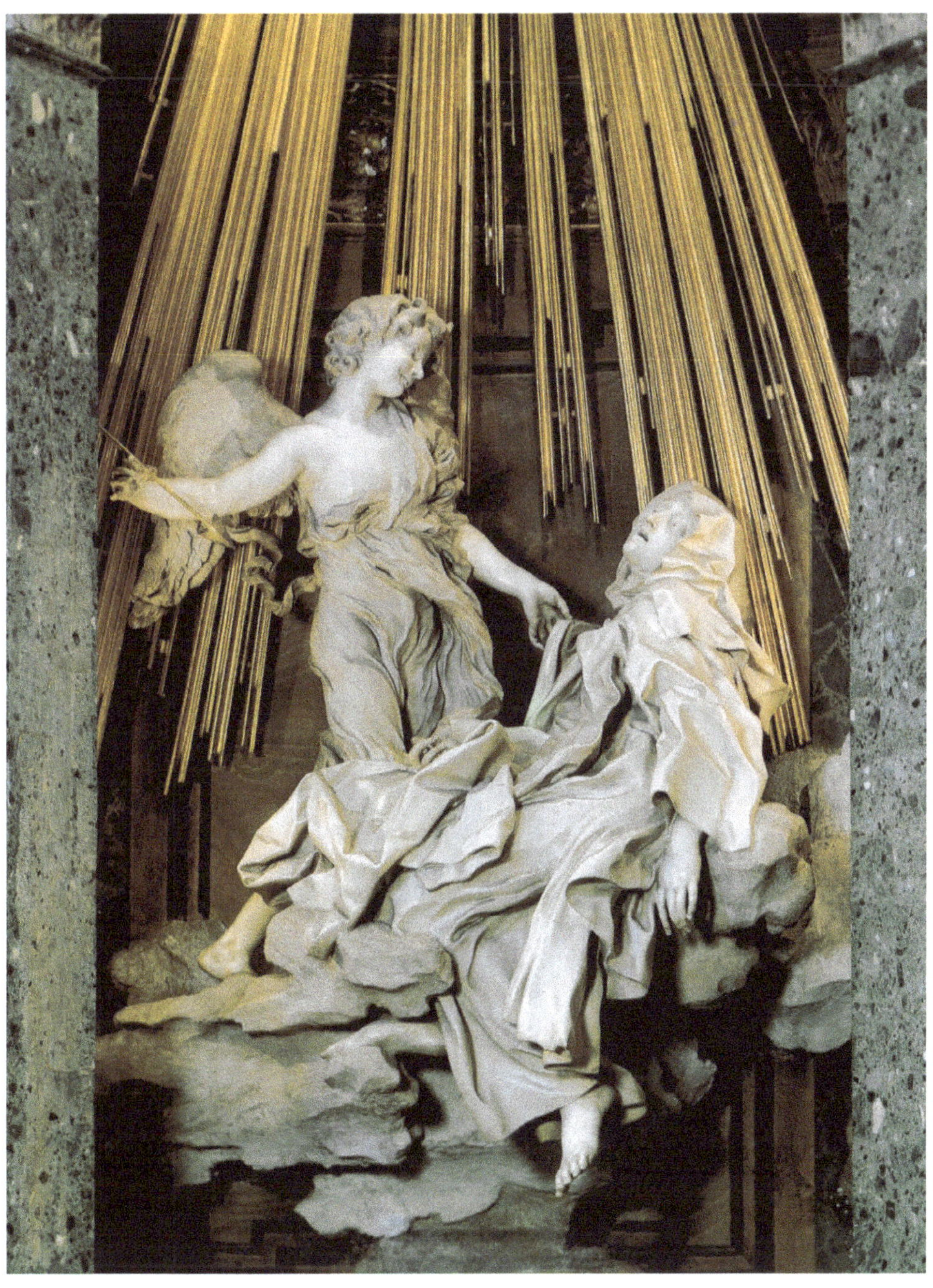

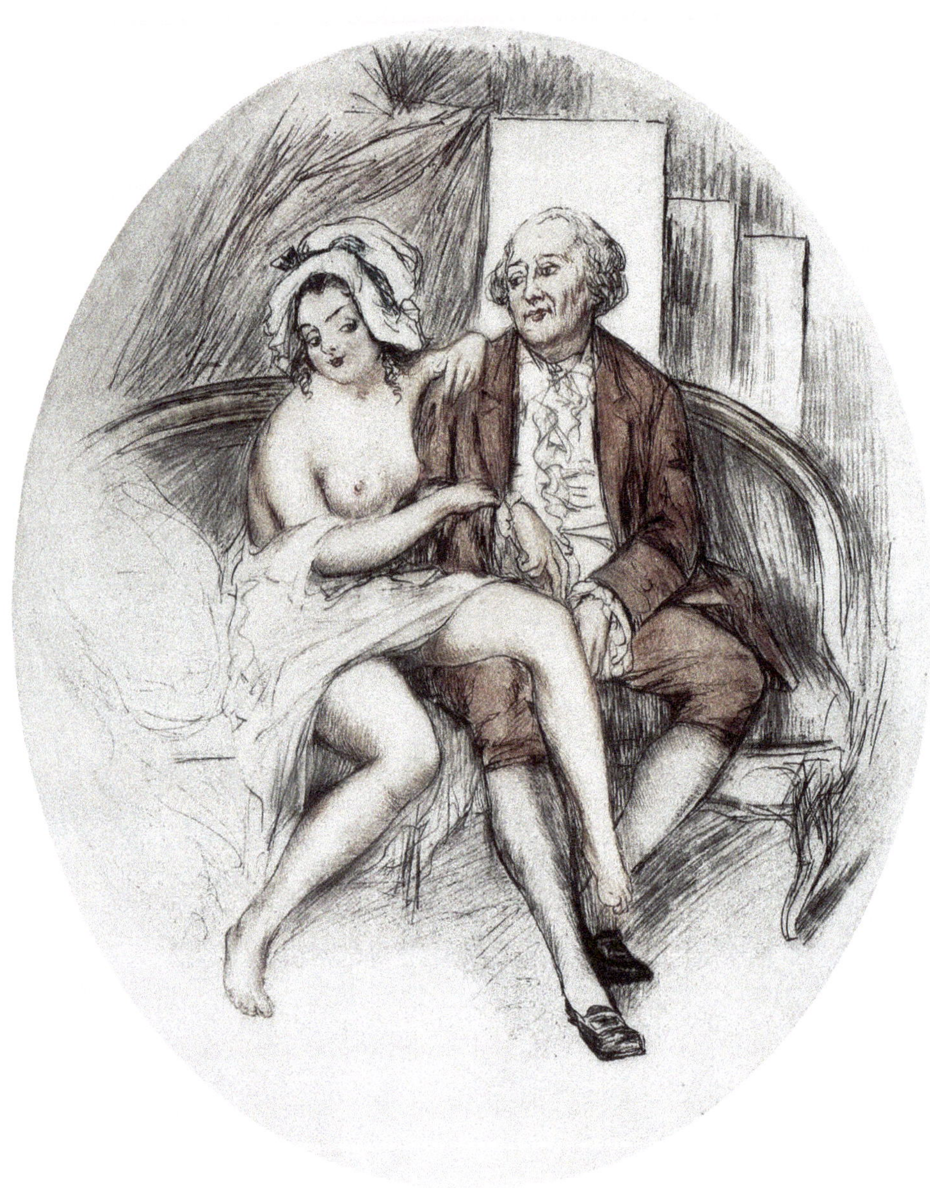

19. Colbet, Farbdruck.

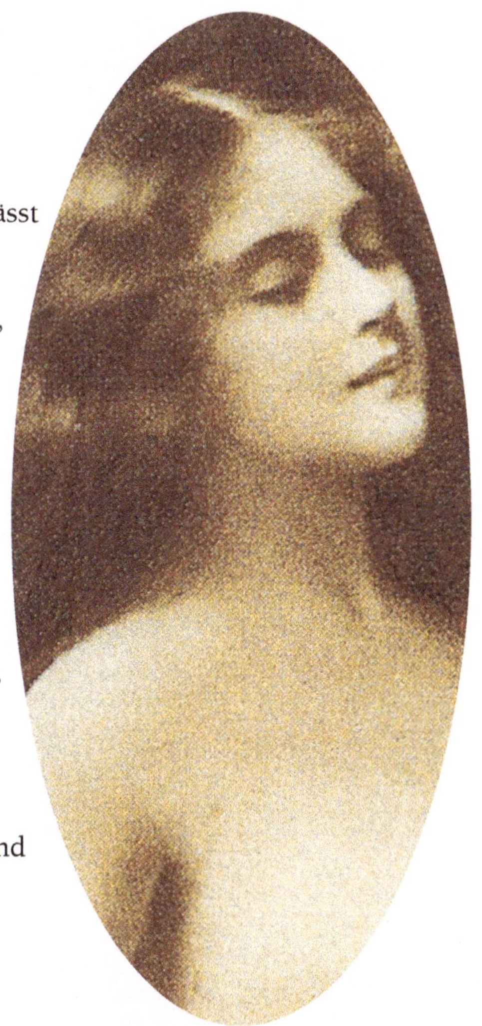

er Moment der Ekstase lässt sich nur schwer beschreiben. Er entzieht sich der sprachlichen Darstellung, ja, er liegt jenseits des Sprachlichen. Den Moment des Orgasmus zu beschreiben heißt versuchen, eine Echse zu fangen. Man hält vielleicht das Schwanzstück in der Hand; das Reptil aber eilt quicklebendig davon.

Gleichwohl wollen wir den Versuch wagen, herauszuarbeiten, welches innere Erlebnis für die „kleine Epilepsie" des Koitus kennzeichnend ist. In diesem Augenblick nämlich fällt der Antagonismus von „Schönheit" und „Animalität" in sich zusammen.

Was weniger der Beschreibung sich entzieht, sind
die Auswirkungen seelischer Regungen auf den
Körper. Der körperliche Ausdruck von
Gemütsbewegungen ist aber auch das Thema der
bildenden Kunst. In ihren sublimsten Werken
erlaubt die Darstellung körperlicher Gestik so
intensiv auf die seelischen Regungen
zurückzuschließen, dass diese sich dem
Betrachter quasi mimetisch offenbaren. Welche
außerordentlichen Veränderungen im
Gesichtsausdruck, im Blutkreislauf, in den
Erregungszuständen der willkürlichen Muskeln
nicht nur unter dem Einfluss des
geschlechtlichen Entzückens, sondern auch z. B.
des Schmerzes, der Furcht und des Zornes
zustande kommen, ist allgemein bekannt und
vielfach vermessen.

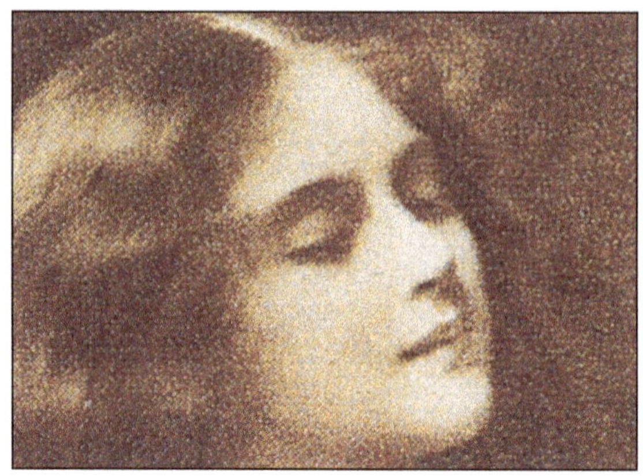

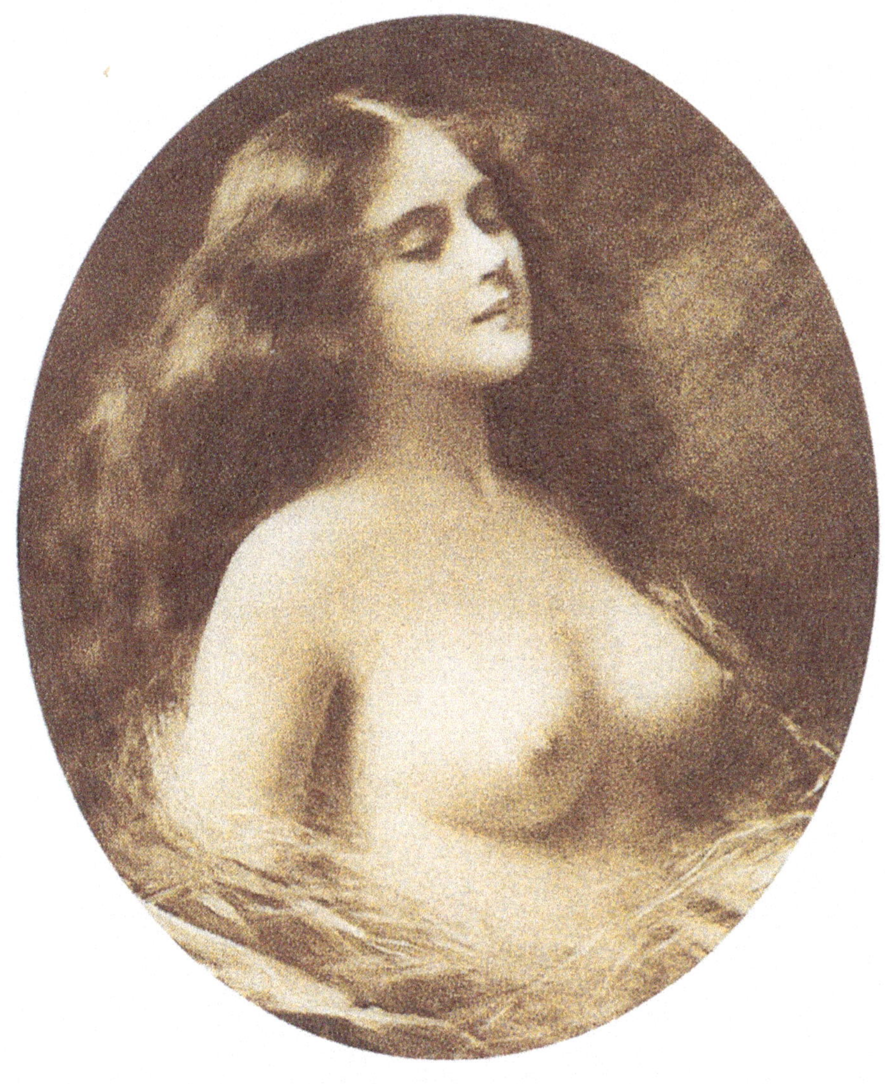

20. Fotografie, *Wollust*, 19. Jh.

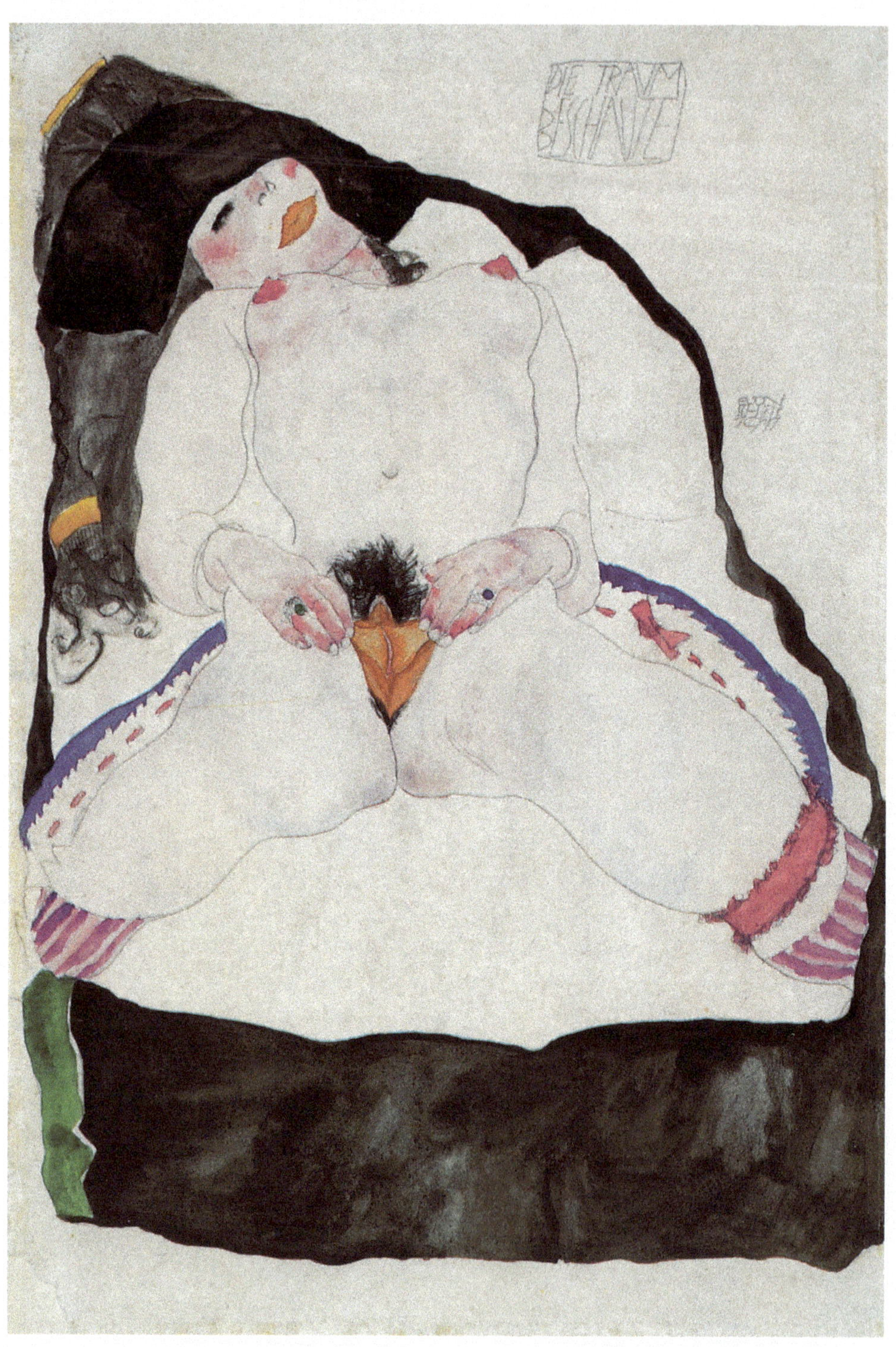

Niemals zuvor sind die körperlichen Reaktionen, die bei einer sexuellen Aktivität wie Masturbation und Koitus auftreten, so systematisch und ausführlich durch direktes Beobachten und Registrieren studiert worden wie durch die Untersuchungen von Masters und Johnson. Als ein direktes Maß für die Intensität von sexuellen Spannungen bei der erregten Frau erkennen sie den „Sex Flush", die Sexualröte. (Beim Mann trete sie nur spät in der Plateauphase auf, nicht in der Erregungsphase). Dieser „Sex Flush" erreiche seine größte Intensität und Ausbreitung im Augenblick des Orgasmus. Daher drückt das angespannte und verzogene Gesicht bildhaft die Zunahme der Muskelspannung im ganzen Körper aus. Im Unterschied zum Manne sei die Frau imstande, den Orgasmus über eine verhältnismäßig lange Zeit aufrechtzuerhalten. Damit verbunden ist das Gefühl der Herzbeschleunigung, das oft als „Herzklopfen in der Vagina" empfunden wird.

21. Klimt, *Die Traumbeschaute*, 1911, Wasserfarbe und Bleistift, Museum of Modern Art, New York.

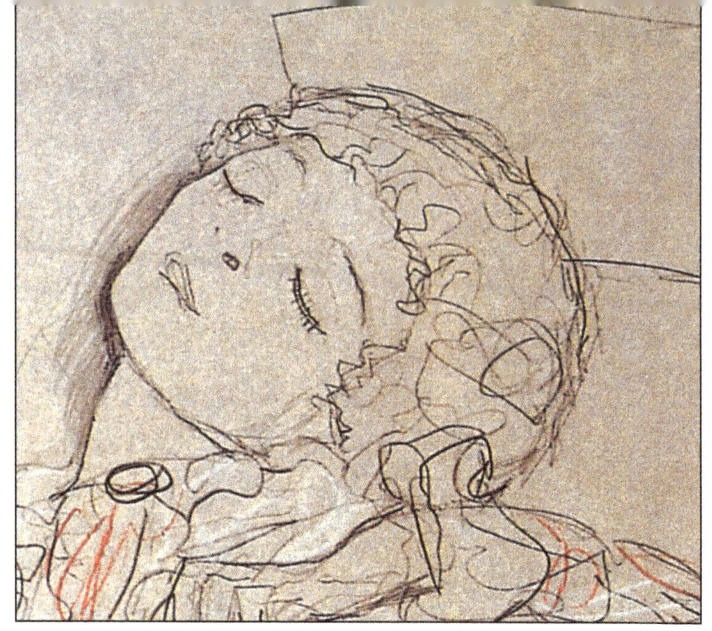

Das sexuelle Erleben und seine Befriedigung kann
von unterschiedlichsten Erlebnisweisen begleitet
werden. Doch um die Frage nach der wirksamsten
sexuellen Stimulierung zu beantworten, müssen wir
den Standpunkt der sexualwissenschaftlichen
„Vivisektion" verlassen und den Bereich der
Fantasie betreten.

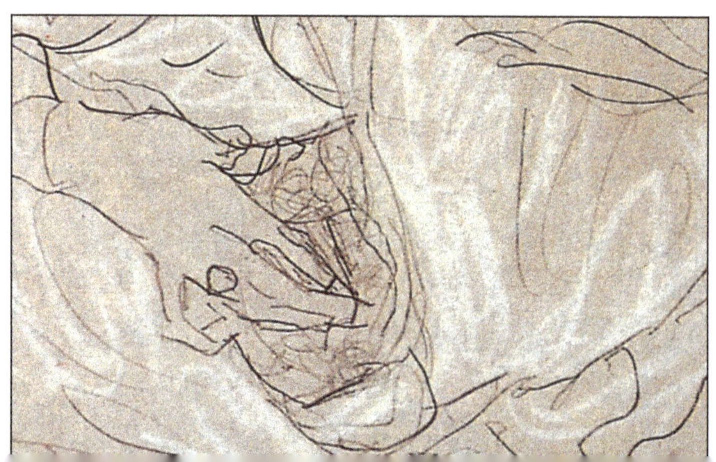

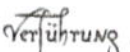

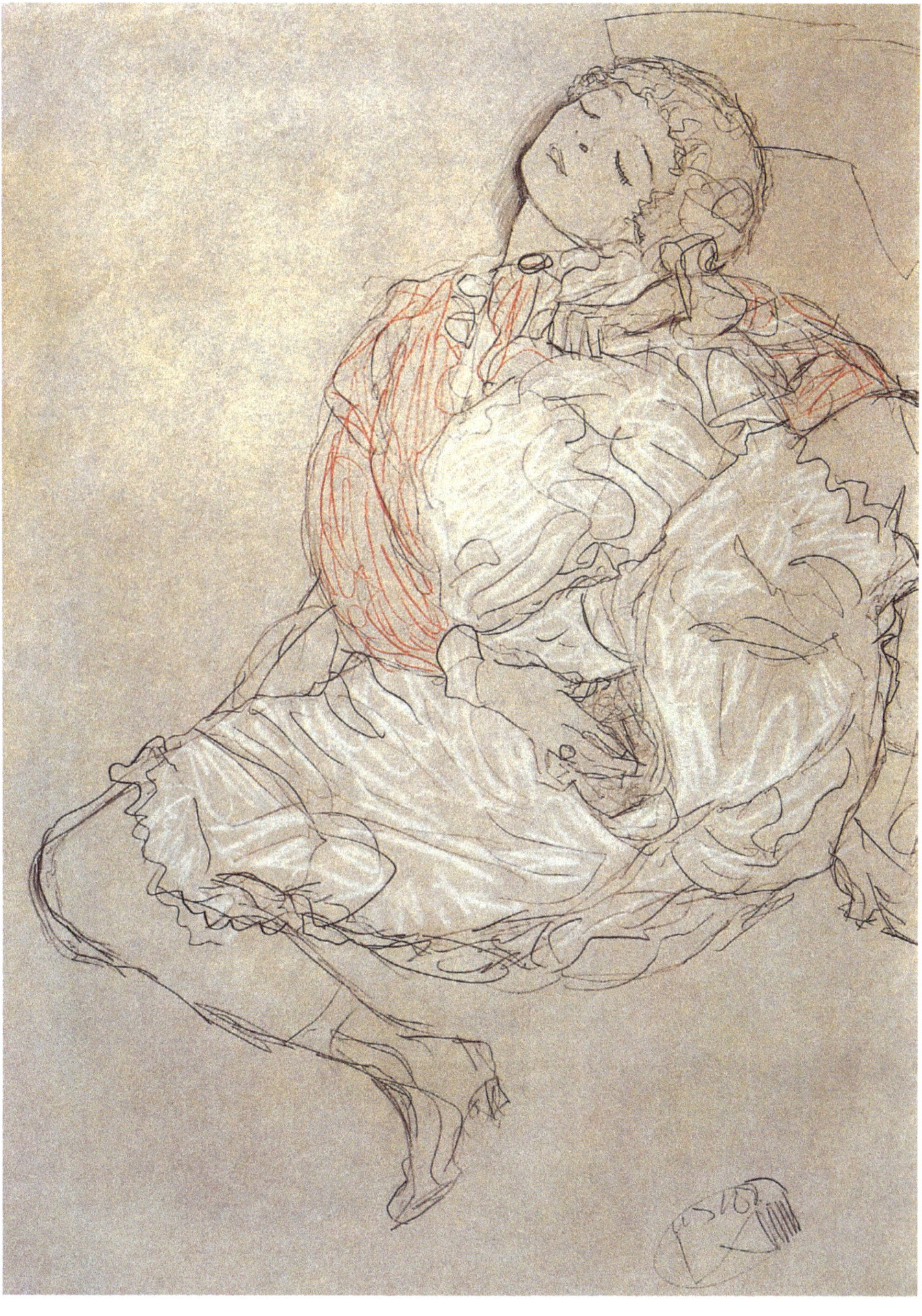

22. Klimt, *Sitzende Frau mit offenen Beinen*, 1916-1917, Bleistift auf japanischem Papier.

Nancy Friday berichtet in ihrem Buch über *Die sexuellen Fantasien der Begleitfantasien*, die zur Steigerung sexueller Erregung beitragen. Dabei verwahrt sie sich gegen die Unterstellung, dass sexuelle Fantasien sich nur auf reale Frustrationen zurückführen ließen: „Einige der glücklichsten, sexuell befriedigten Frauen haben dennoch Fantasien und sind gerade deshalb um so befriedigendere Partnerinnen auf sexuellem Gebiet... Sex an sich – nicht nur der Mangel daran - kann Fantasien anregen. Für manche Frauen besteht sogar eine Art Kettenreaktion zwischen der sexuellen Wirklichkeit und der Fantasie, da die eine die andere nährt und stimuliert".

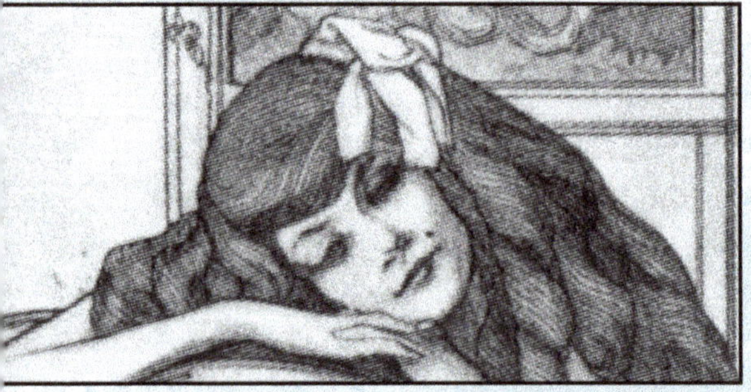

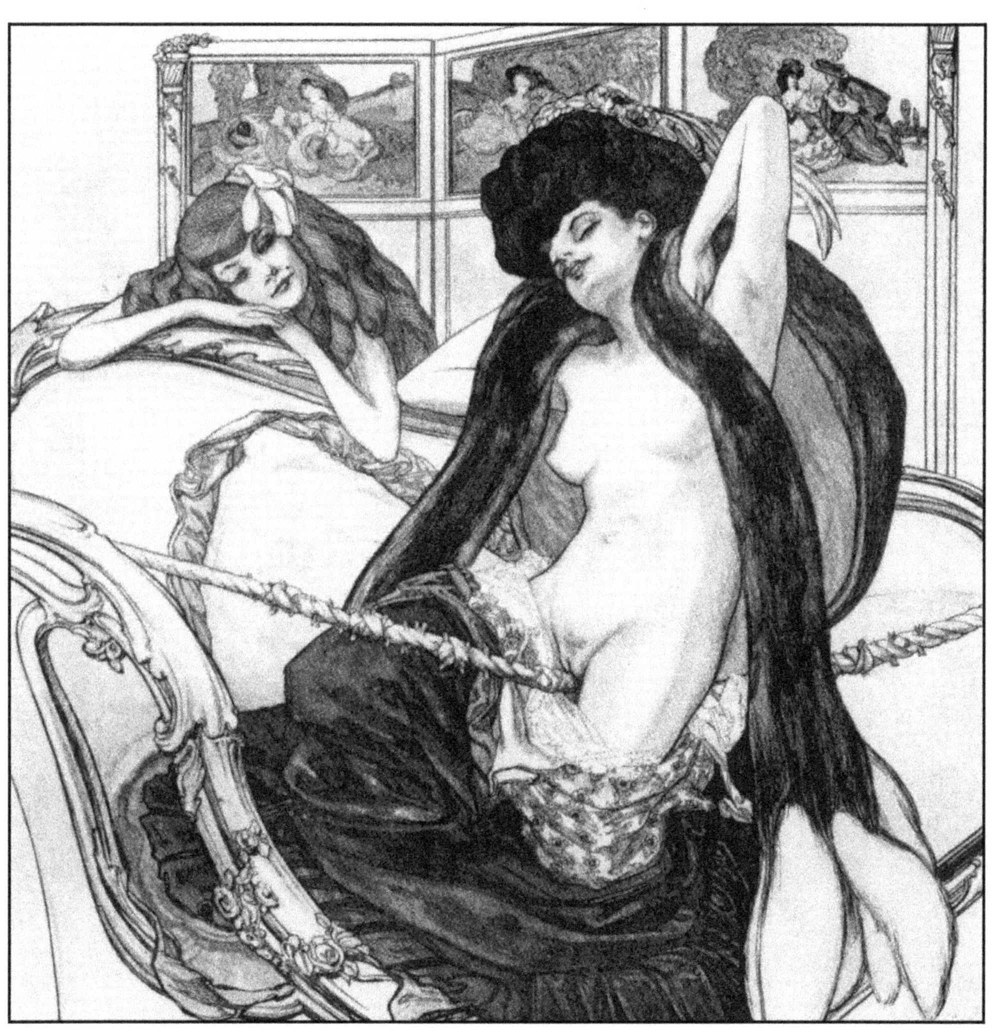

23. Franz von Bayros, *Der Garten der Aphrodite*, 1907.

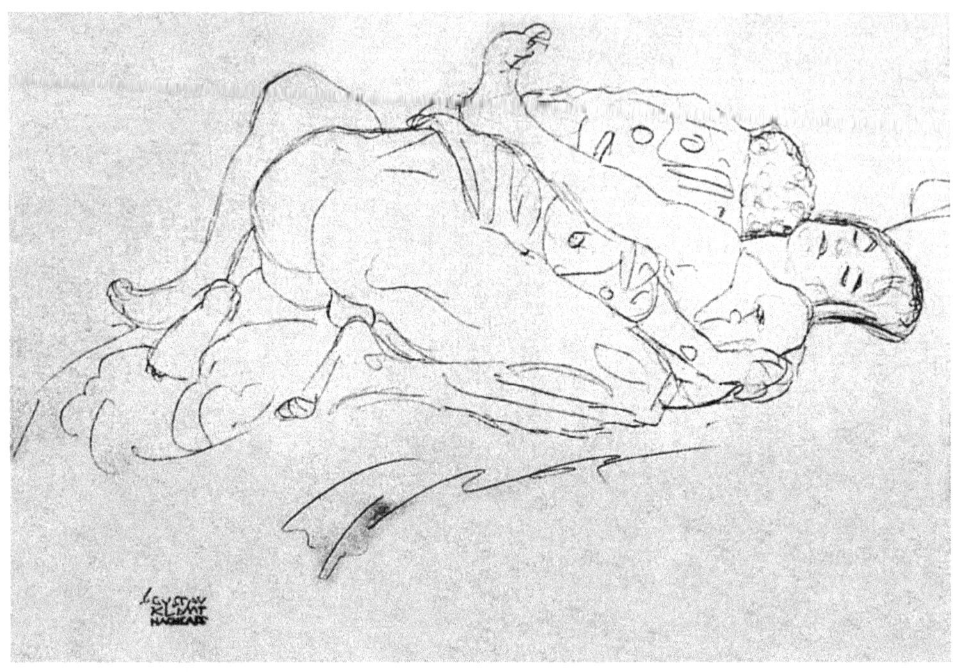

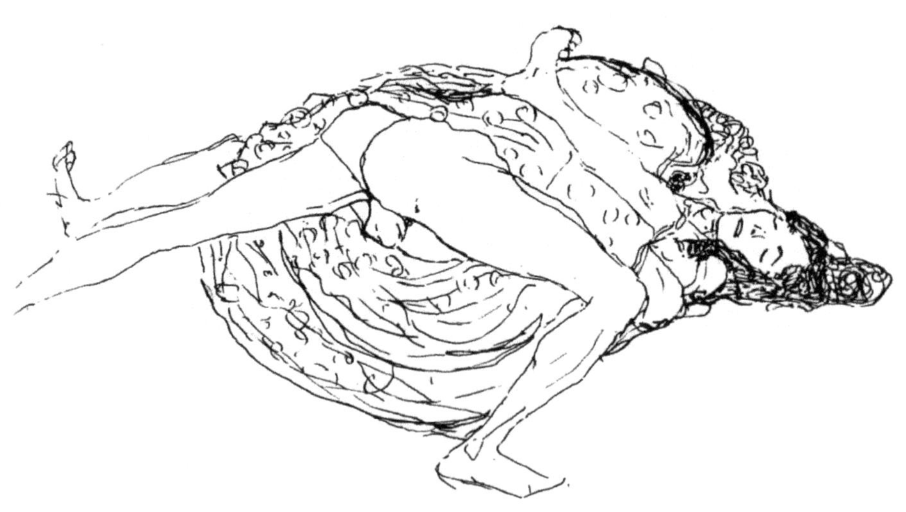

Diese Fantasien können selbst die trivialsten
Alltagsgegenstände mit einem sexuellen
„Mehrwert" ausstatten. Als Hilfsmittel beim
Masturbieren erweisen sich nicht nur Dildos,
sondern auch, so Friday, Gurken,
Staubsaugerschläuche, elektrische Zahnbürsten,
silberne Haarbürstengriffe und, schlicht, fließendes
Wasser. Ebenso erregend wirke die Vorstellung der
Anonymität der Sexualpartner.

24. Klimt, *Zwei Liebhaber*, 1914.
25. Klimt, *Pärchen*, 1914, Bleistiftzeichnung.

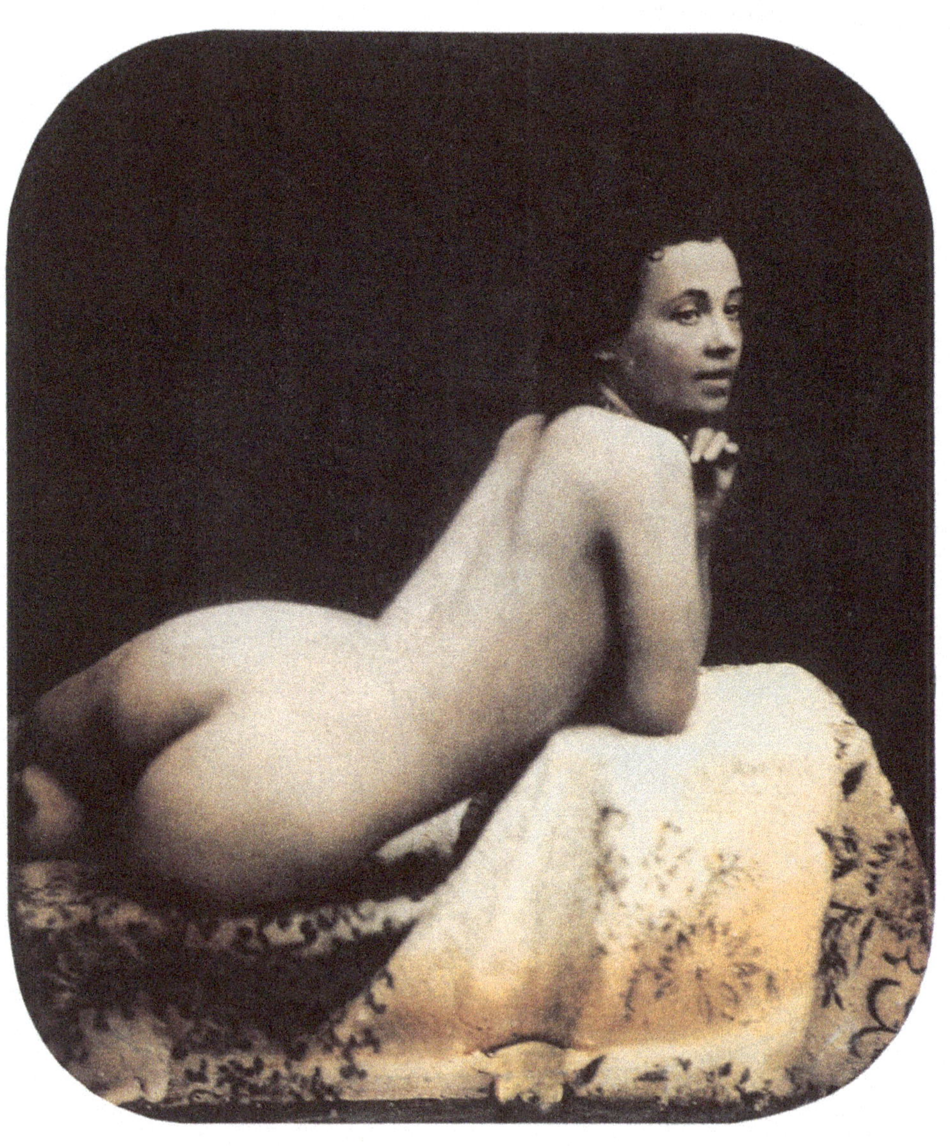

26. Jules Duboscq, Fotografie, 19. Jh.

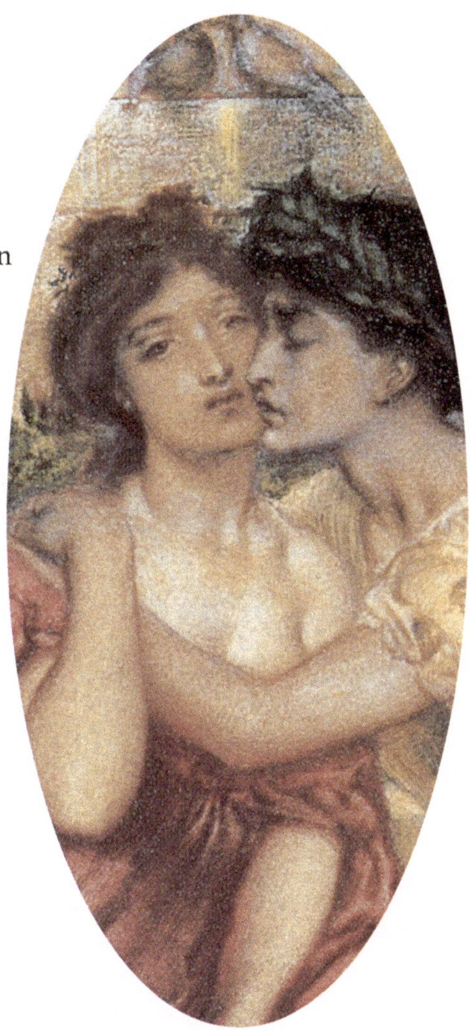

Wie sehr Gewalt Fantasien die sexuelle Erregung anheizen können, legt überzeugend Isabelle Azoulay in ihrer Studie *Fantastische Abgründe. Die Gewalt in der sexuellen Fantasie von Frauen* (1996) dar. Lust und Schmerz können zu einem Amalgam verschmelzen, das die Intensität des Begehrens steigert. Muss man dabei nochmals betonen, dass Fantasie nichts mit realer Gewalt zu tun hat?

In all diesen Fantasien finden Momente
lebensgeschichtlicher Szenarien ihren Niederschlag.
Jede Koitus Beschreibung erzählt eine andere
Geschichte und jede hat ihre eigene Dynamik und
Bedeutung. Jede Frau, wie auch jeder Mann,
erlebt den Koitus im Kontext ganz persönlicher
Probleme und Erwartungen.
Zentralperspektivischer Flucht- und Gipfelpunkt
der sich steigernden Erregung aber ist der
Orgasmus. Alle vorhergehenden Fantasieszenarien
verblassen in diesem „paradiesischen
Augenblick". Was durch noch so unterschiedliche
Techniken und Fantasien bisher zum
einzigartigen starken Aufbau von Spannungen
und Erregungen beitrug, kollabiert in diesem
Moment einer „kleinen Epilepsie."

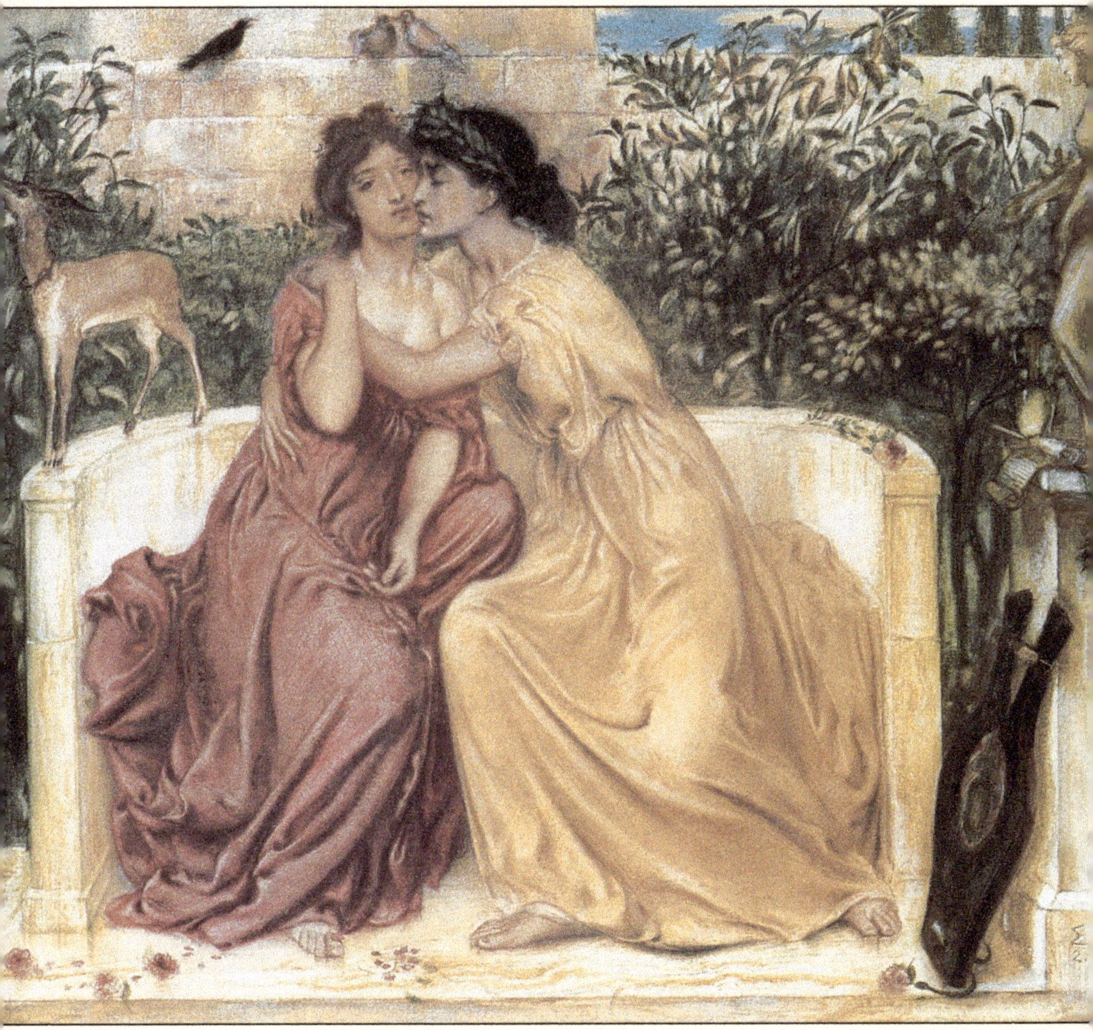

27. Simon Solomon, *Sappho und Erynnia im Garten der Myttilene*, 1864, Aquarell.

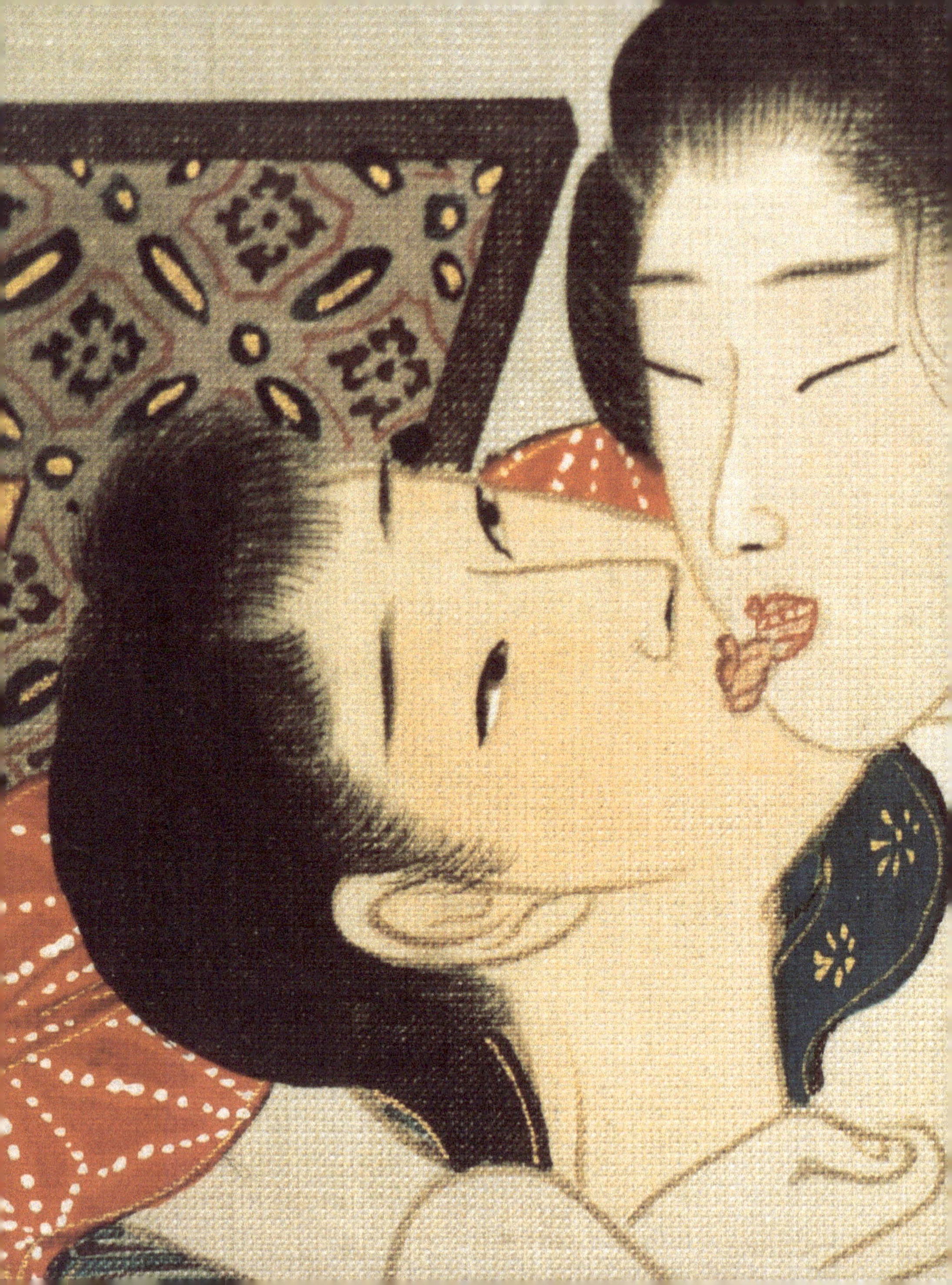

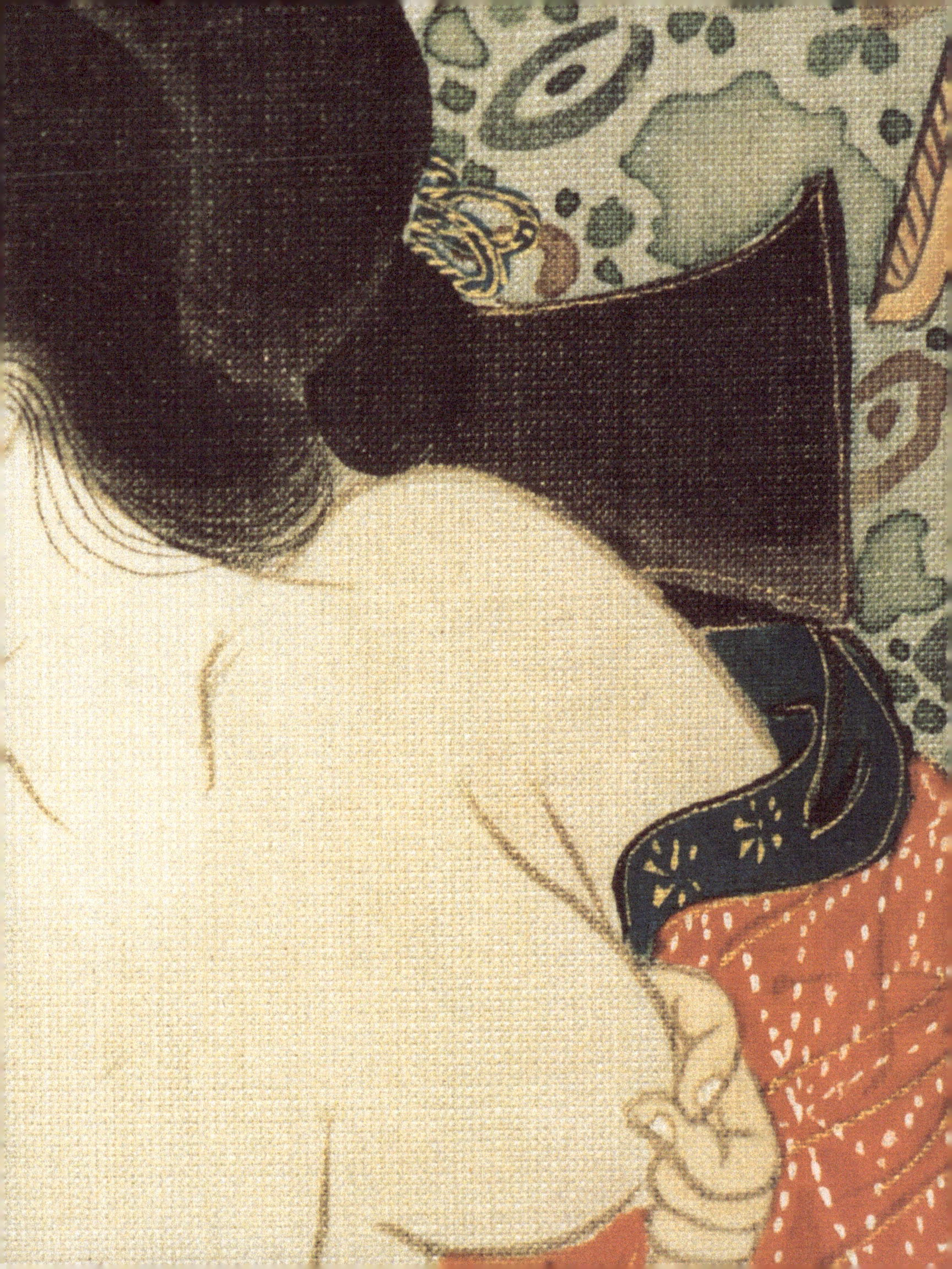

Zwar kann der Koitus als Gelegenheit erfahren werden, Intimität und harmonische Verbindung mit dem Partner zu erfahren. So wird es als beruhigend und angstmindernd erfahren, über Körpernähe und Hautkontakt sich mit dem anderen verbunden zu fühlen und sich mit ihm zu vereinigen. Für viele aber ist er vor allem der Weg, über die Orgasmuserfahrung eine Ekstase zu erleben, die einem „Tripp" gleicht. Diese geht einher mit der ungewohnten Empfindung eines momentanen Bewusstseins- und Identitäts-Verlustes, einem Augenblick, der auch als religiöse bzw. mystische Erfahrung erlebt werden kann.

28. Farbige Shunga.
29. Anonyme Fotografie.

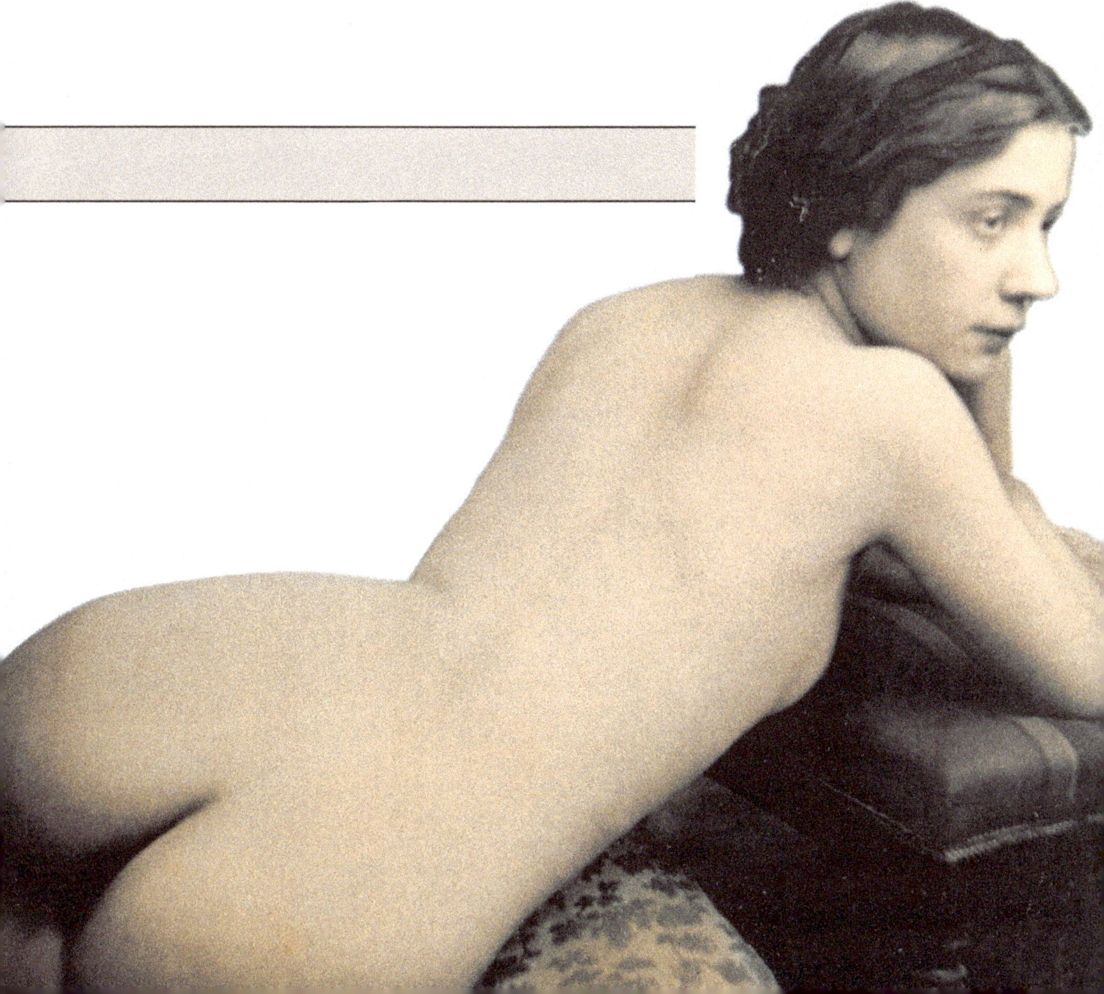

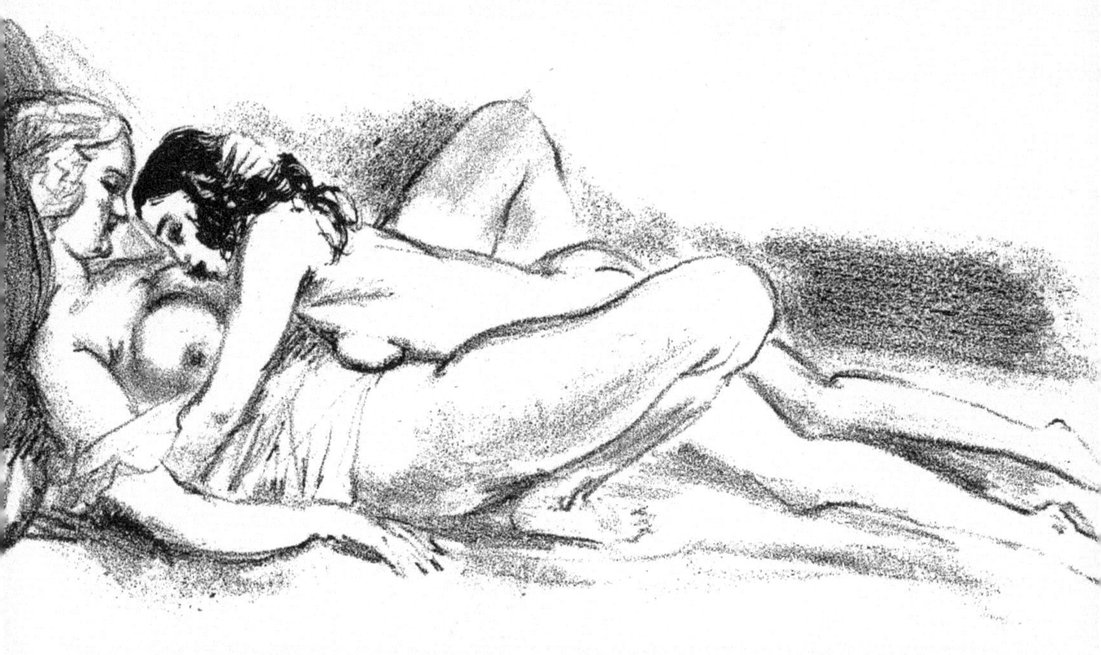

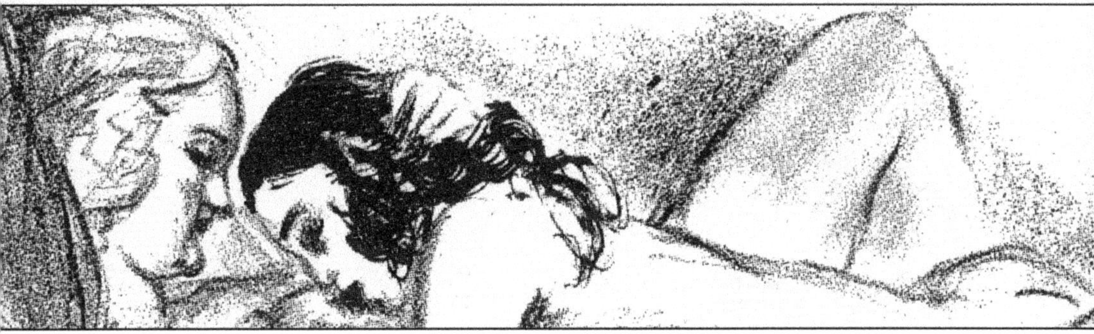

Die Unzulänglichkeit der Sprache, die immer doch vom Bewusstsein getragen ist, lässt uns auf literarische Äußerungen zurückgreifen, die diesen Augenblick zu erfassen versuchen. So finden wir eine schöne Stele von Sappho aus Lesbos (ca. 612 bis 550 vor Chr.):

30. Berthomme Saint André, Illustration für *Gamiani*, 30er Jahre.

„Ich liebe ein schönes Mädchen, es ahnt nichts davon und
es drängt mich, ihr zu sagen, was ich fühle, doch sobald
ich sie erblickt habe und sie, ihr Angesicht schauend,
anreden will, da befinde ich mich auf einmal in meinen
Sinnen in einer Anspannung, ohne dass ich es will, ein
wildes Feuer ist unter meiner Haut entfacht, mit den
Augen sehe ich nichts mehr, es dröhnen die Ohren, durch
Herz und Glieder stürmt in rasender Eile ein Pochen,
ganz schnell und heftig geht mir der Atem, und ich sinke
zu Boden, da ich in meinem Rasen das Bewusstsein
verloren habe.“

31. Amedeo Modigliani, *Nacktstudie*, Bridgeman Art Library, London.

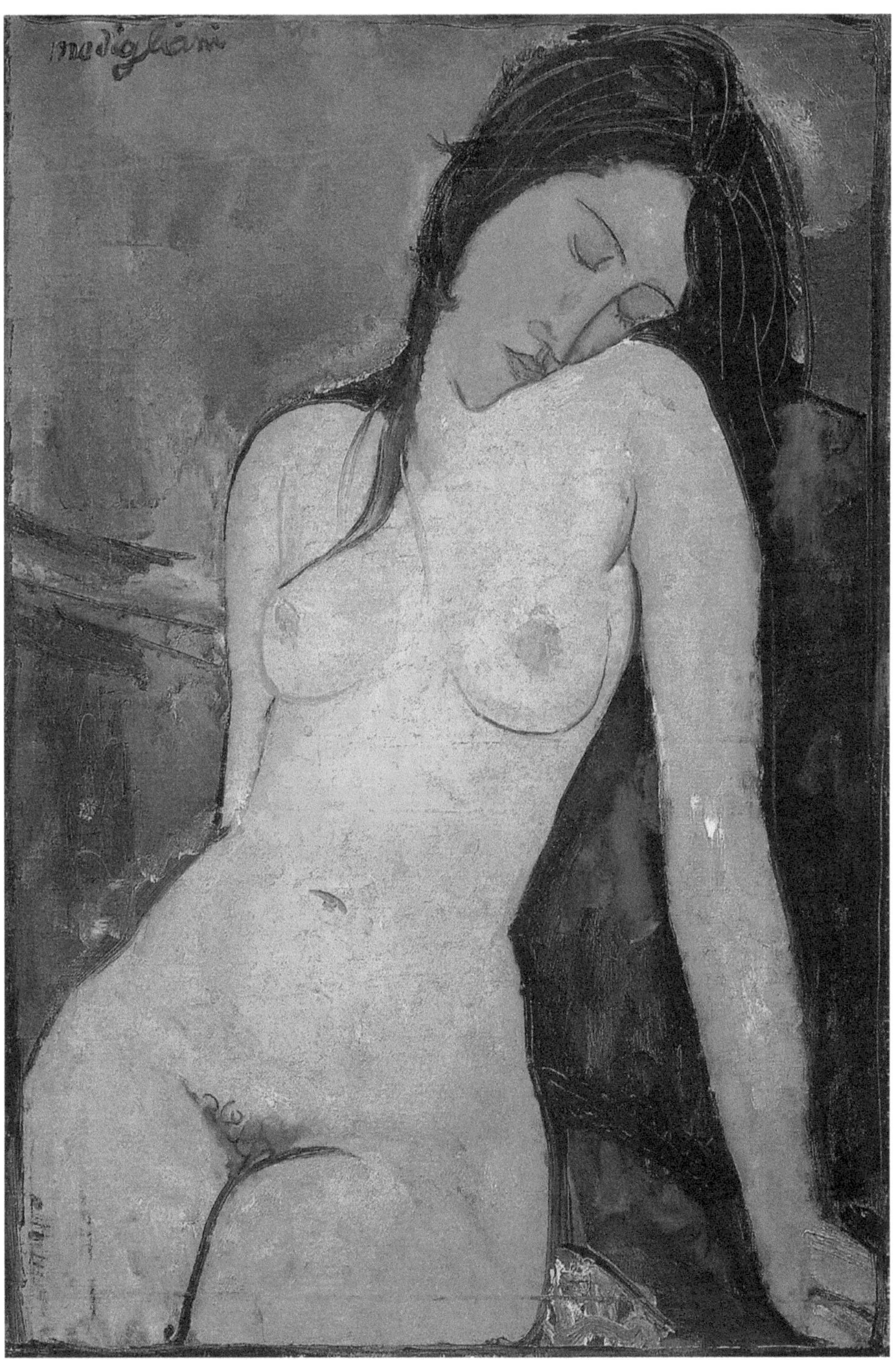

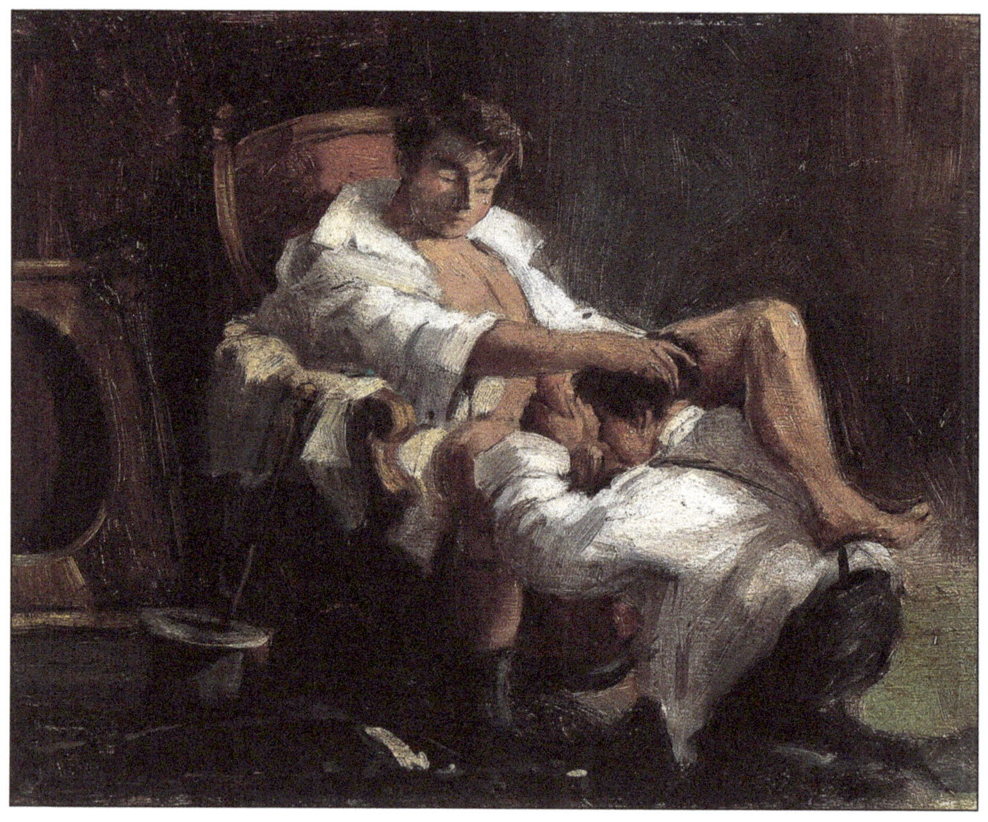

32. Homoerotische Szene, anonym, Paris, 30er Jahre.
33. Egon Schiele, *Lesbisches Pärchen*, 1911.

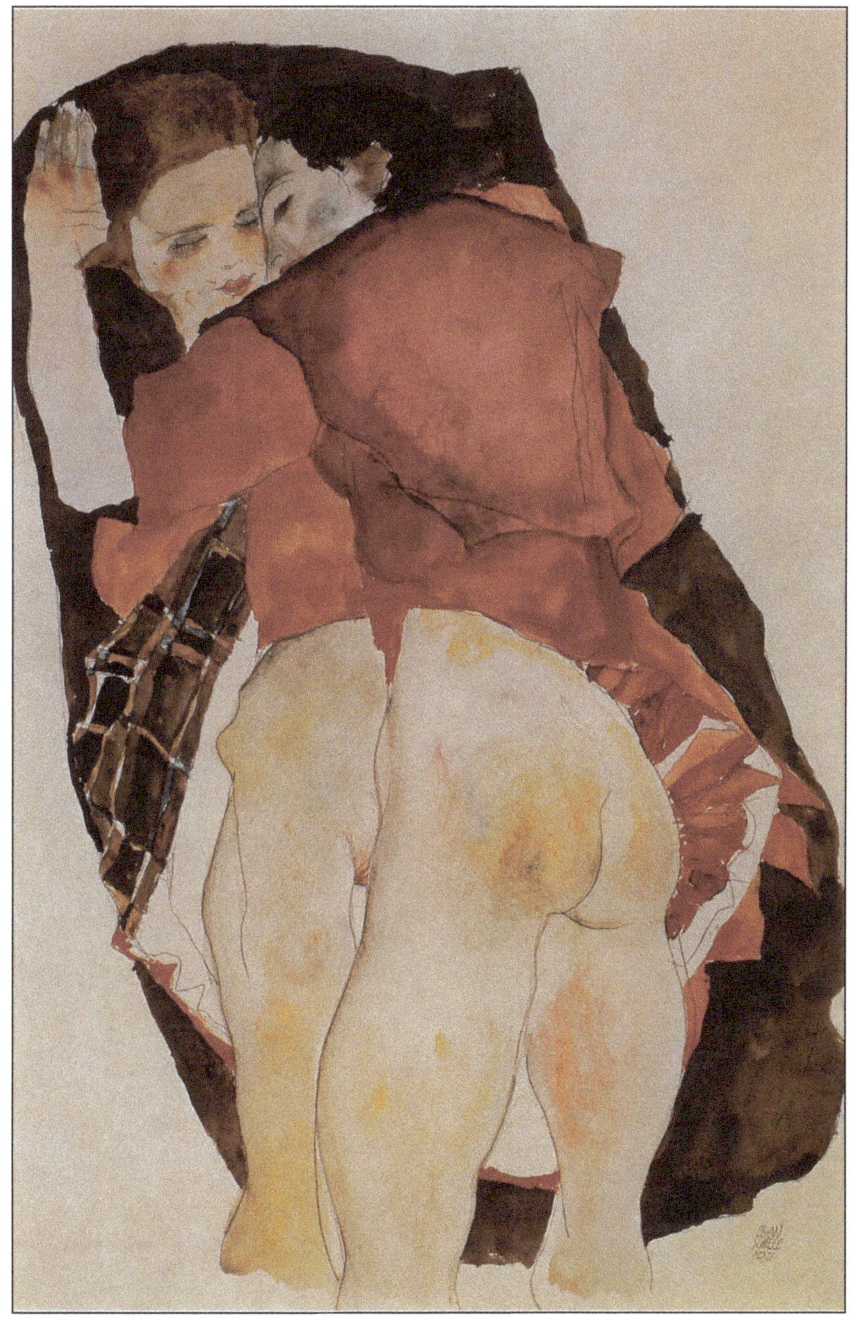

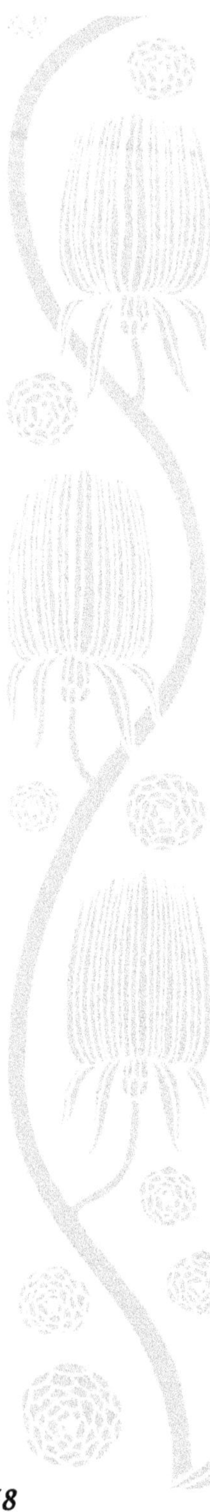
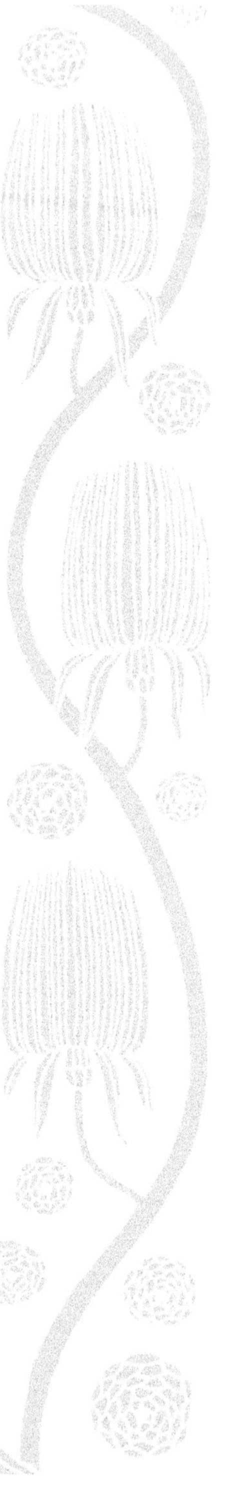

Die Erfahrung des
Weltverlustes, ja des
Weltunterganges finden wir
auch in *Tristan und Isolde*
wieder:

> „O sink hernieder,
> Nacht der Liebe,
> gib Vergessen,
> dass ich lebe;
> nimm mich auf
> in deinen Schoß,
> löse von
> der Welt mich los!!

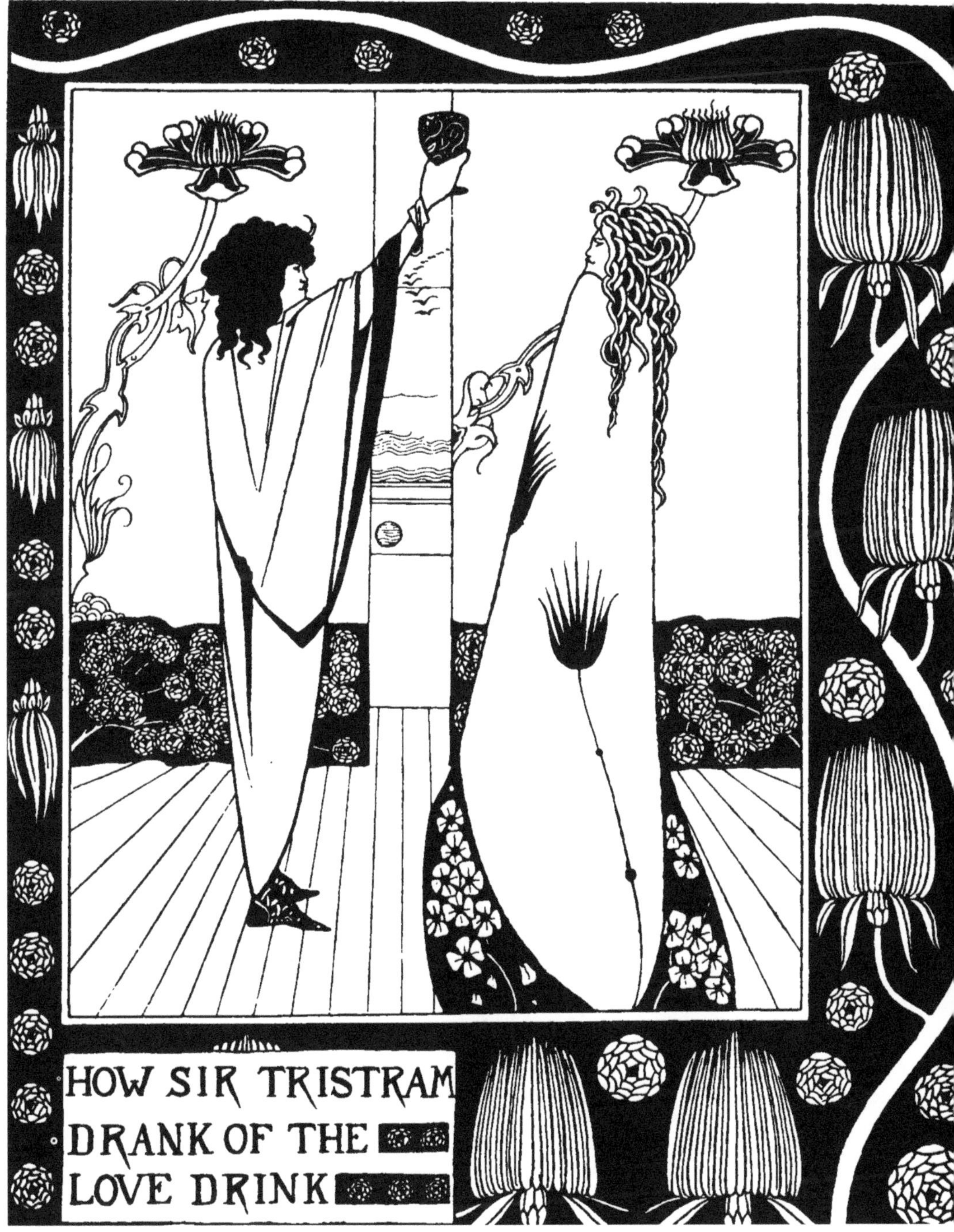
HOW SIR TRISTRAM
DRANK OF THE
LOVE DRINK

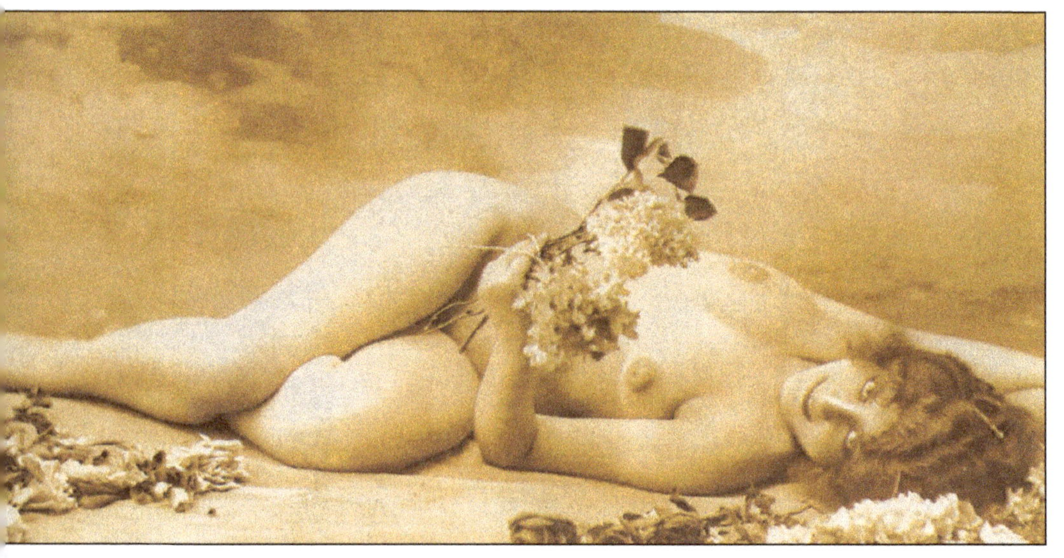

34. Aubrey Beardsley, *Wie Sir Tristan den Liebestrunk trank*,
Illustration für *Arthurs Tod*, 1893, Tintenzeichnung.
35. Französische Postkarte, Ende 19. Jh.

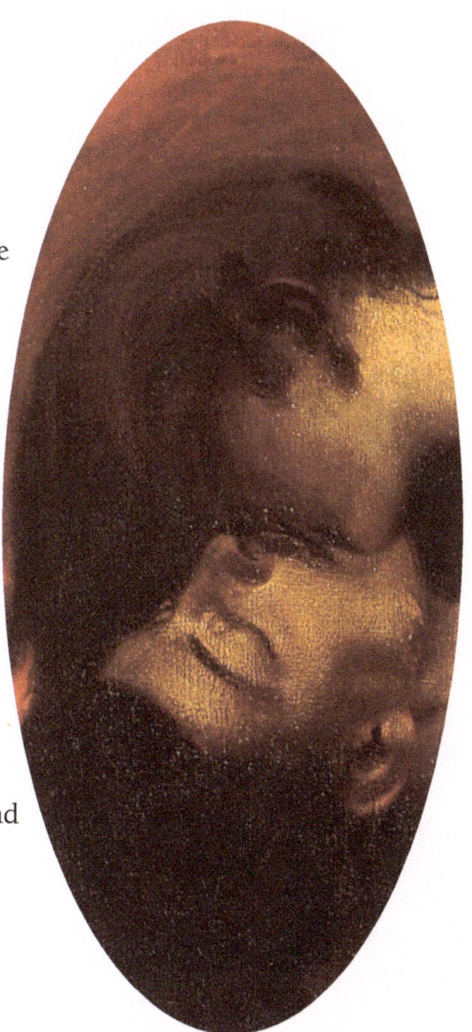

Nicht weniger poetisch klingen die Orgasmus-Fantasien alltäglicher Frauen, so wie Seymour Fischer sie in seinem Buch *Der Orgasmus der Frau* (1973) aufgezeichnet hat. Er legte Frauen für seine Untersuchung die Frage vor: „Geben Sie bitte eine genaue Beschreibung, wie Sie gewöhnlich zum Orgasmus gelangen. Beschreiben Sie die körperlichen Empfindungen, die Sie haben, die Gedanken, die Ihnen durch den Kopf gehen, Ihre Gefühle, Ihr Verhalten, Ihre eventuellen Schwierigkeiten". Auf diese Weise gelangte er zu ausdrucksvollen Beschreibungen der subjektiven Zustände, die den Erregungszustand begleiten:

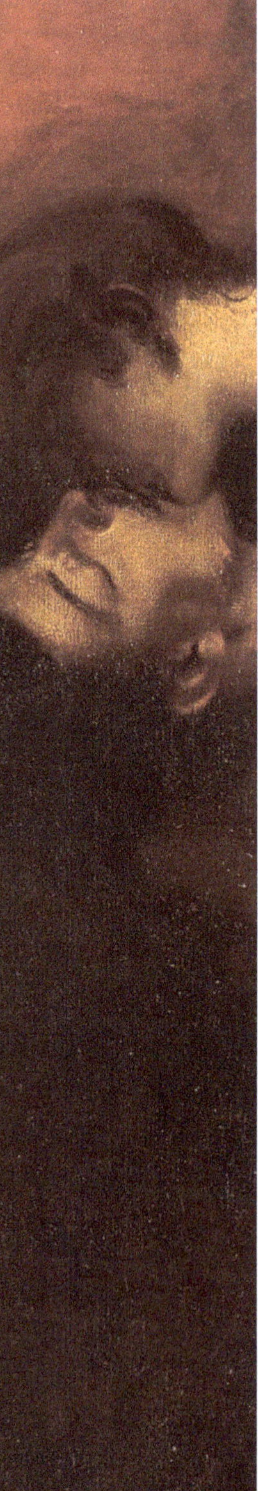

„Ich schwebte über ein großes
Blumenfeld – ich fühlte mich ganz leicht, so
als würde ich nie wieder den Boden berühren.
Ich fühlte mich irgendwie unsterblich, wie
eine Göttin. Es war, als gäbe es nur einen
Körper, und die Welt bestände nur aus diesem
einen vereinigten Körper."

„Ich stelle mir vor, die berühmteste Hure
der Geschichte zu sein."

„Körperliche Bewegungen oder gar der
Orgasmus sind mir absolut nicht bewusst, ich
gebe mich ausschließlich dem Lustgefühl hin.
Die einzige Vorstellung, die ich während solcher
Momente oder während des Orgasmus jemals
gehabt habe, war eine verschwommene
Dunkelheit, durchsetzt von gedämpften roten
oder weißen Punkten... Der Orgasmus macht
mich schwindlig, ich verliere mich – fast
existiere ich nicht mehr als Körper, sondern nur
noch als Gefühl."

36. Franz von Struck, *Der Kuss der Sphinx*, 1895, Öl auf Leinwand,
Museum für Moderne Kunst, Budapest, Ungarn.

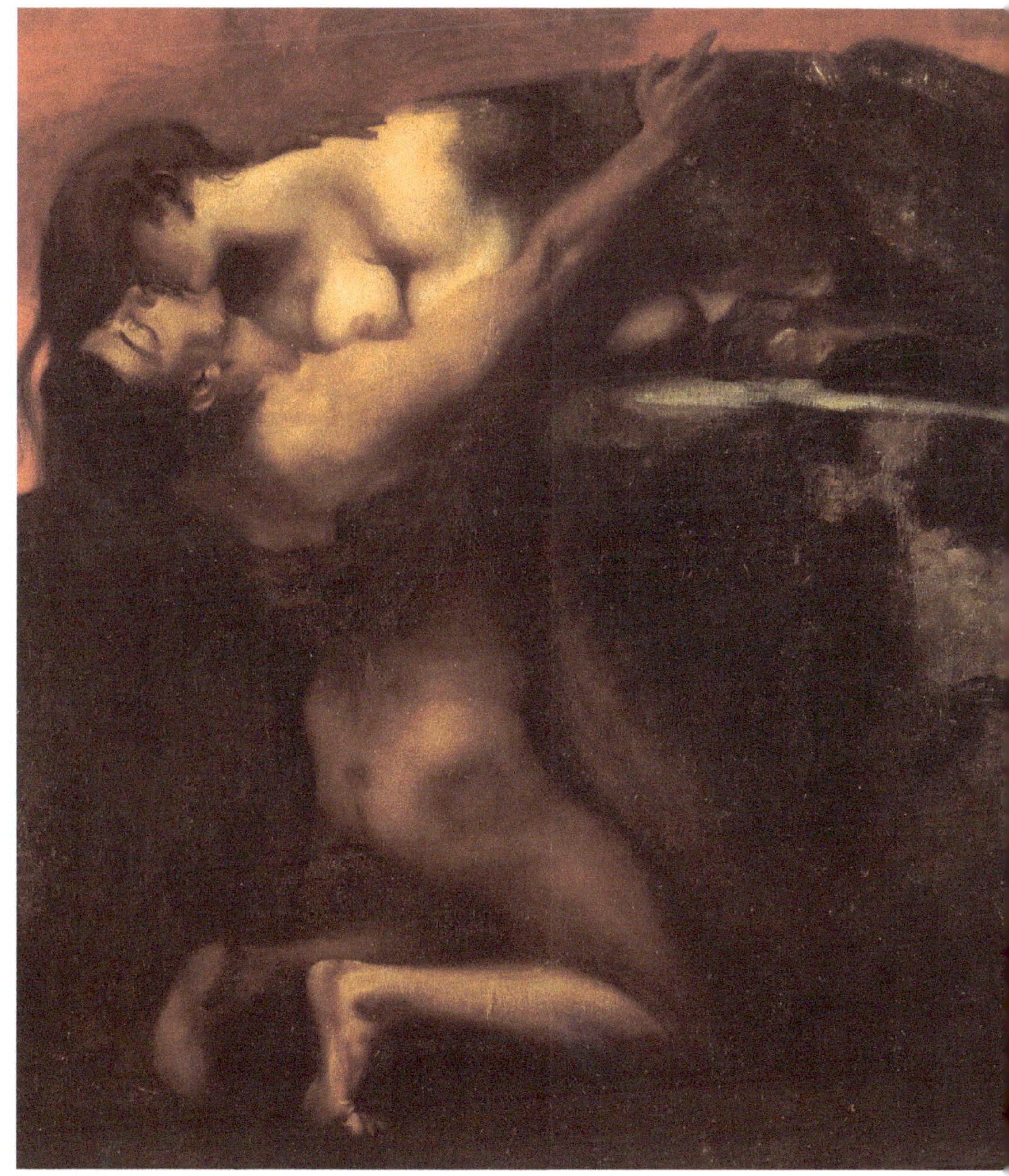

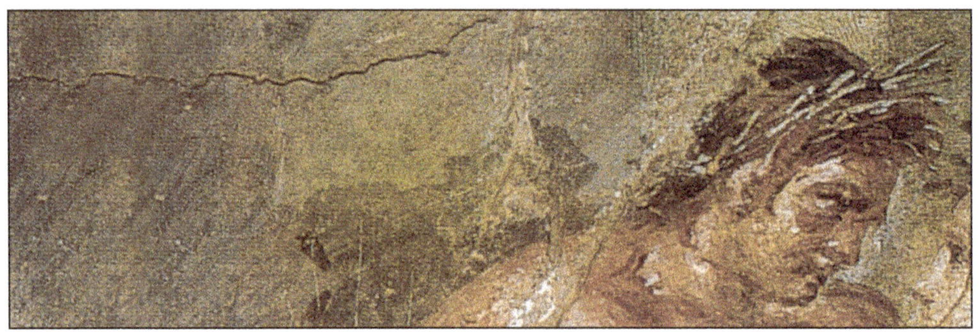

Leichtigkeit und schwereloses Schweben, das Gefühl der Unsterblichkeit, Größengefühl, Auflösung des Bewusstseins, Welt- und Selbstverlust, Verschmolzensein und Eins-Sein mit dem All: Man könnte annehmen, „Ursprung sei das Ziel", so sehr ähneln diese Vorstellungen den Inhalten, wie sie im uterinen Zustande vor der Geburt als zeitlebens seelische Mitgift von jedem Menschen erfahren werden. Diese narzisstischen Gefühle sind die gleichen, aus denen die großen Religionen schöpfen.

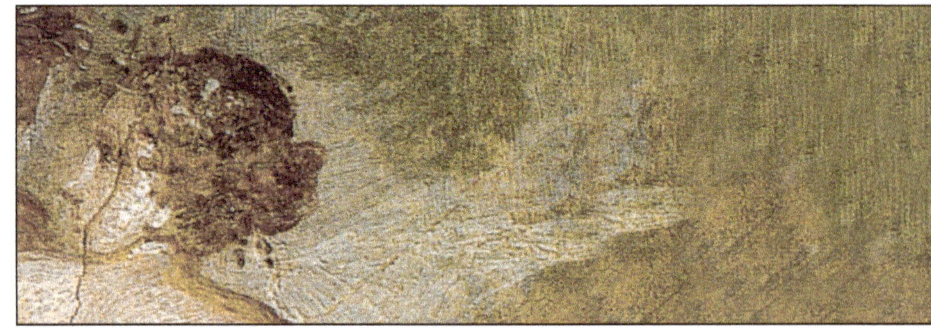

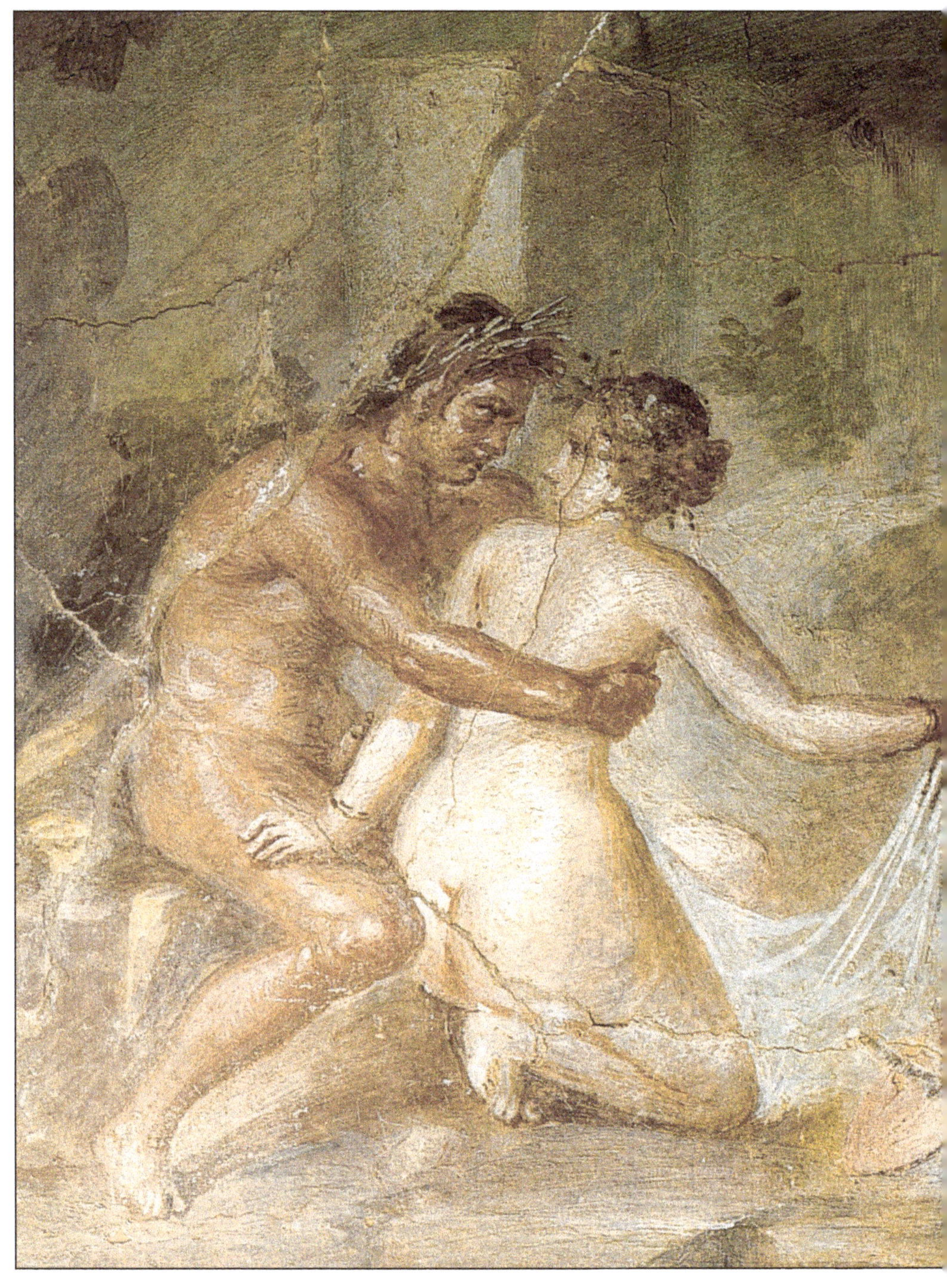

37. Pompeji, Mosaik, *Satyre*, 1. Jahrhundert n. Chr.

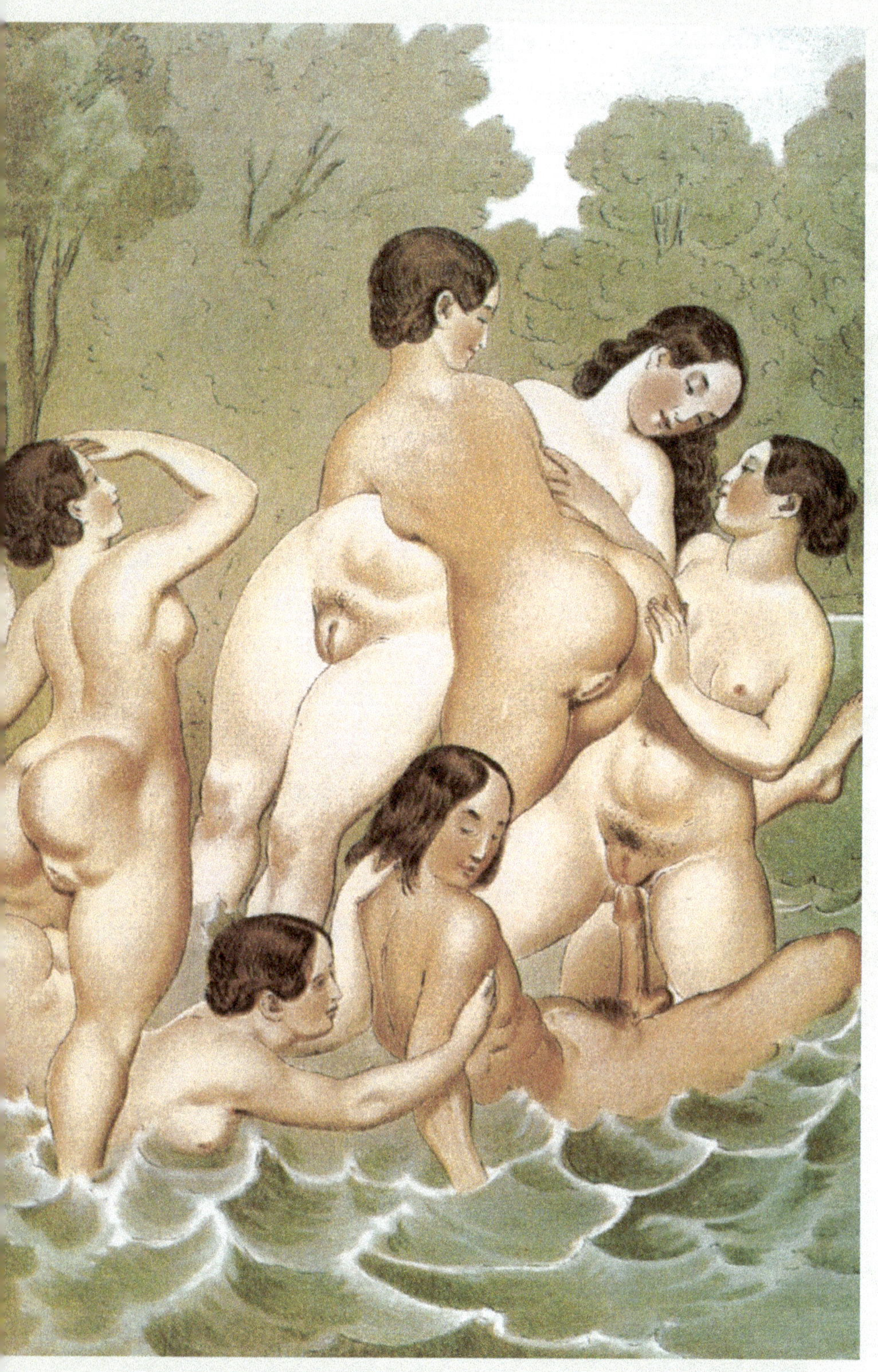

Das Leben nach der Geburt erfordert von einem jeden, Spannungen aushalten zu können. Dem Sexualtrieb aber wohnt der Drang zur Wiederherstellung eines früheren Zustandes inne, der relative Spannungslosigkeit gewährte. Ein altes Ziel, das über den Koitus auf neuen Wegen – für das Glück eines vergänglichen Augenblicks – erreicht wird. Ferenczi, das *enfant terrible* der Psychoanalyse, zieht gar eine Parallele zwischen unserer Herkunft aus dem intrauterinen Fruchtwasser und der Herkunft des Lebens aus dem Meer. So wiederhole die Ontogenese die Katastrophen der Phylogenese und die reife Genitalorganisation der Sexualität ist ihm ein regressiver Versuch, nicht nur das „Intrauterine Leben", sondern gar das „ozeanische Urerleben" wiederherzustellen.

38. Peter Fendi, Serie von erotischen Szenen, 1835.

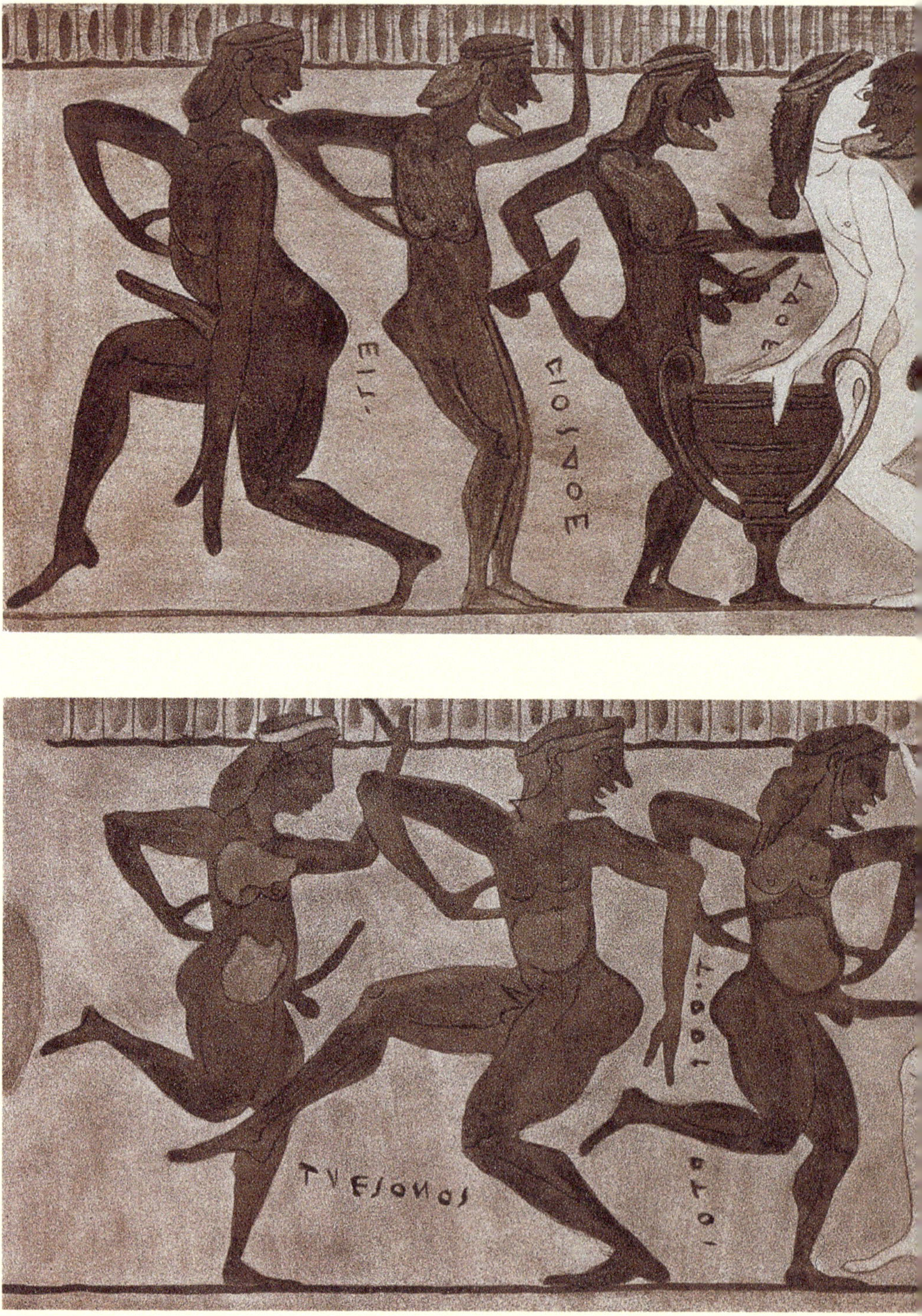

39. Griechenland, *Erotische Tänze*, 6. Jh. v. Chr.

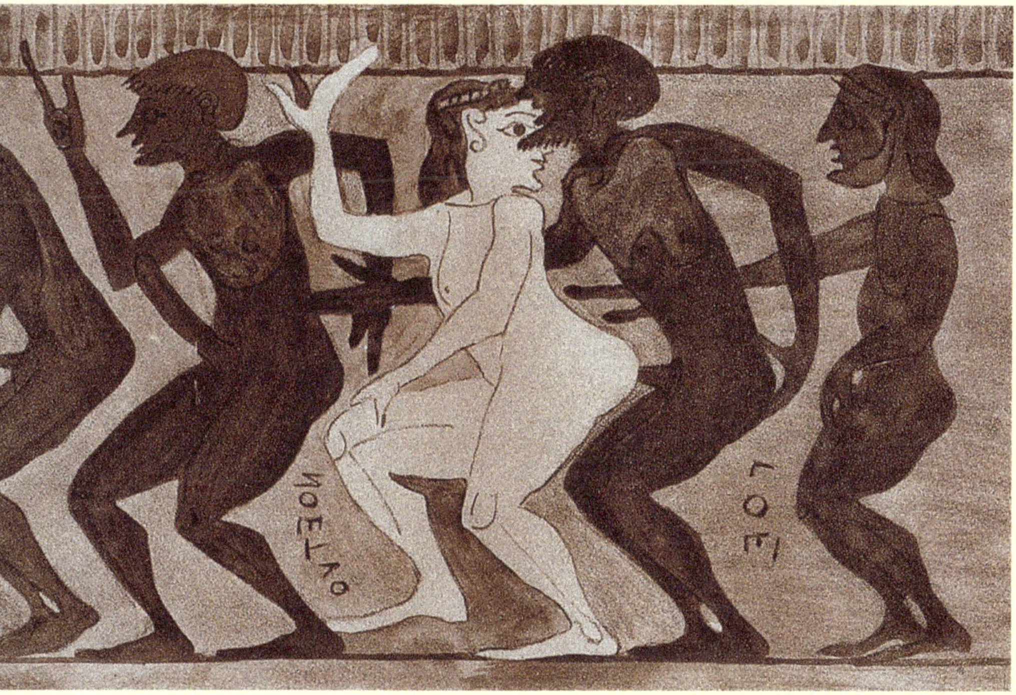

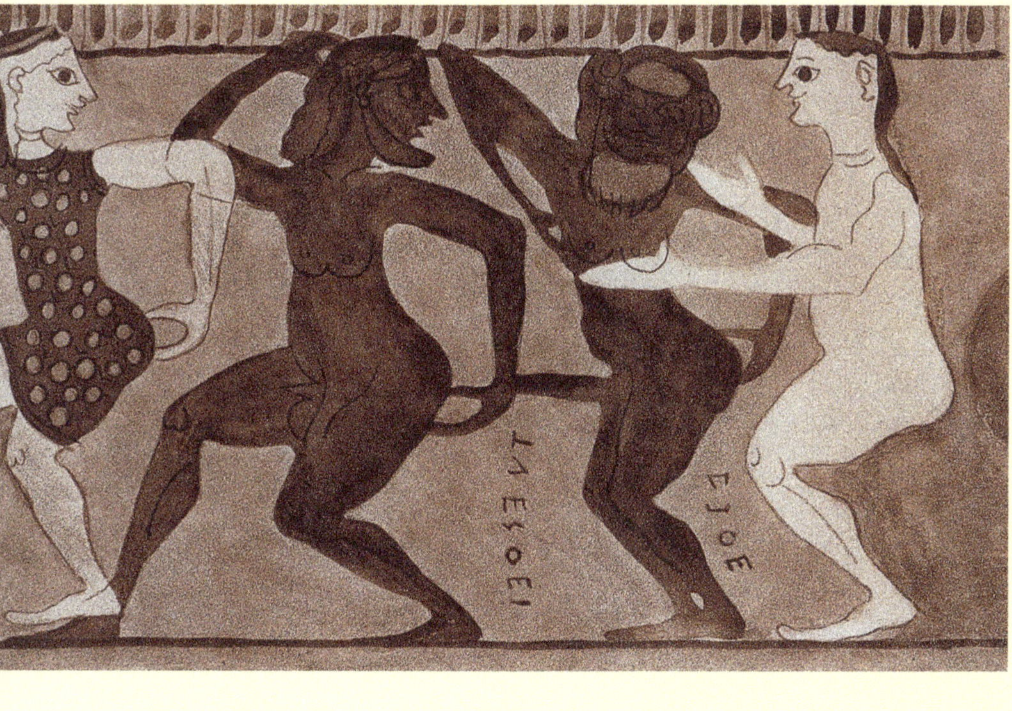

Zweck des Begattungsaktes ist Ferenczi zufolge
„nichts anderes, als ein anfangs ungeschickt
tappender, später immer zielbewusster und
schließlich zum Teil gelungener Versuch zur
Wiederkehr des Ichs in den Mutterleib, wo es die
für das zur Welt gekommene Lebewesen so
peinliche Entzweiung zwischen Ich und Umwelt
noch nicht gab". In jenem „thalassalen
Regressionszug" äußere sich ein Streben nach der
in der Urzeit verlassenen See-Existenz. Ziel der
sexuellen Befriedigung ist Entdifferenzierung, die
Wiederherstellung relativ reizloser, weniger
unlustvoller Zustände. Damit verweist Ferenczi auf
ein Potential narzisstischer Wünsche, das durch die
psychoanalytische Trieblehre allein nicht zu
erklären ist. Der Koitus im Genitalstadium ist von
einem doppelten Wunsch geprägt: dem nach
sexueller Triebentladung und dem nach
narzisstischer Verschmelzung.

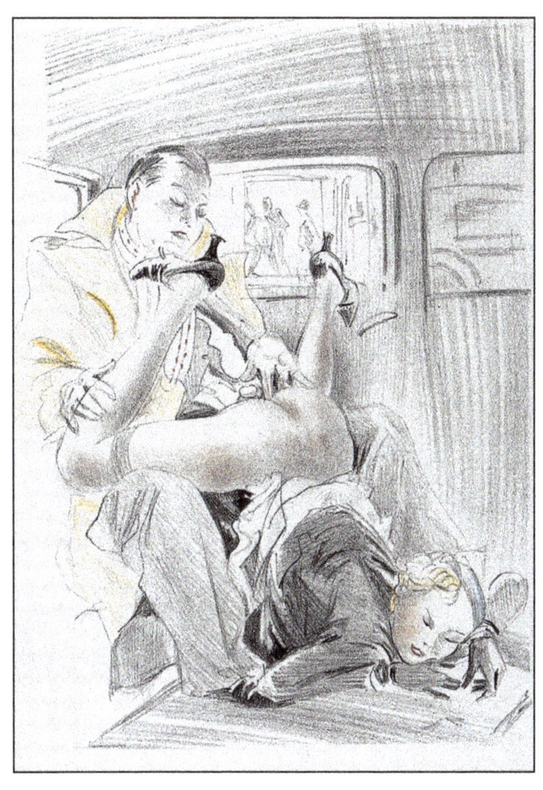

40 -41. Rojan, *Frühjahrs Idylle*, 1934.

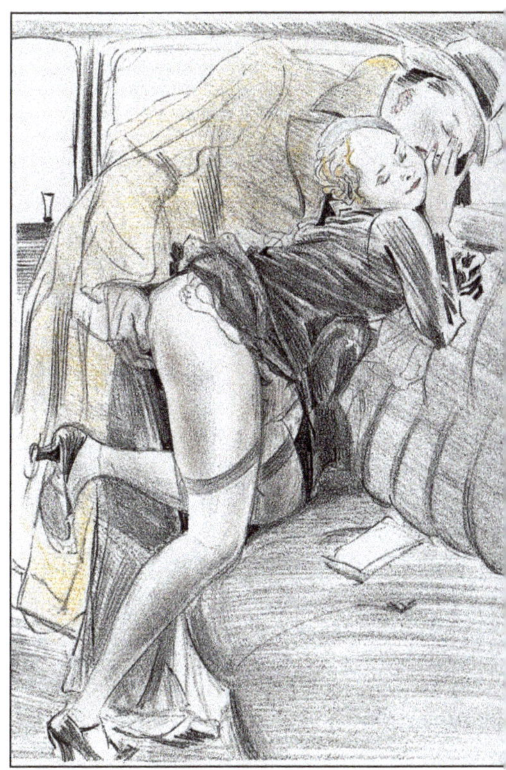

Ekstase (= eks-tasis) bedeutet zugleich Austritt und Eintritt in eine göttliche Welt. Auf der Höhe der Liebesekstase werden alle der Außenwelt geschenkten „Besetzungen" aufgegeben. Sie gehen unter in der „Nacht der Liebe", die nur mit beinahe geschlossenen Augen wahrgenommen werden kann. Die himmelwärts verdrehten Augen vieler Heiligengestalten in der bildenden Kunst sind auf

diese Weise ebenso als Ausdruck sublimierter Erotik zu verstehen. Wagen wir es, den animalischen Lustschrei, der den Orgasmus insbesondere bei vielen Frauen oft begleitet, als ein „Schwellenphänomen" zu interpretieren: So wie der neugeborene Mensch beim Verlassen des intrauterinen Universums zu schreien beginnt, so schreit er wieder beim kurzzeitigen Eintauchen in diese paradiesische Welt.

Wenn Nancy Friday also der Frustrationsthese widerspricht, dann übersieht sie, dass jedem menschlichen Leben aufgrund des sich entwickelnden Individuationsprinzips die Versagung eingebaut ist. Erst diese auf der Dialektik von Versagung und Befriedigung gründende Entwicklung lässt die Sehnsucht nach den „verlorenen Paradiesen" entstehen. Und ohne

solche „Regressionen im Dienste des Ichs" wäre das Leben des Menschen unerträglich.
Keine Lust also ohne Versagung und Aufschub.
„Natur kennt nicht eigentlich Genuss: sie bringt es nicht weiter als zur Stillung des Bedürfnisses", schreiben Adorno und Horkheimer. „Alle Lust ist gesellschaftlich, in den unsublimierten Affekten nicht weniger als in den sublimierten. Sie stammt aus der Entfremdung".

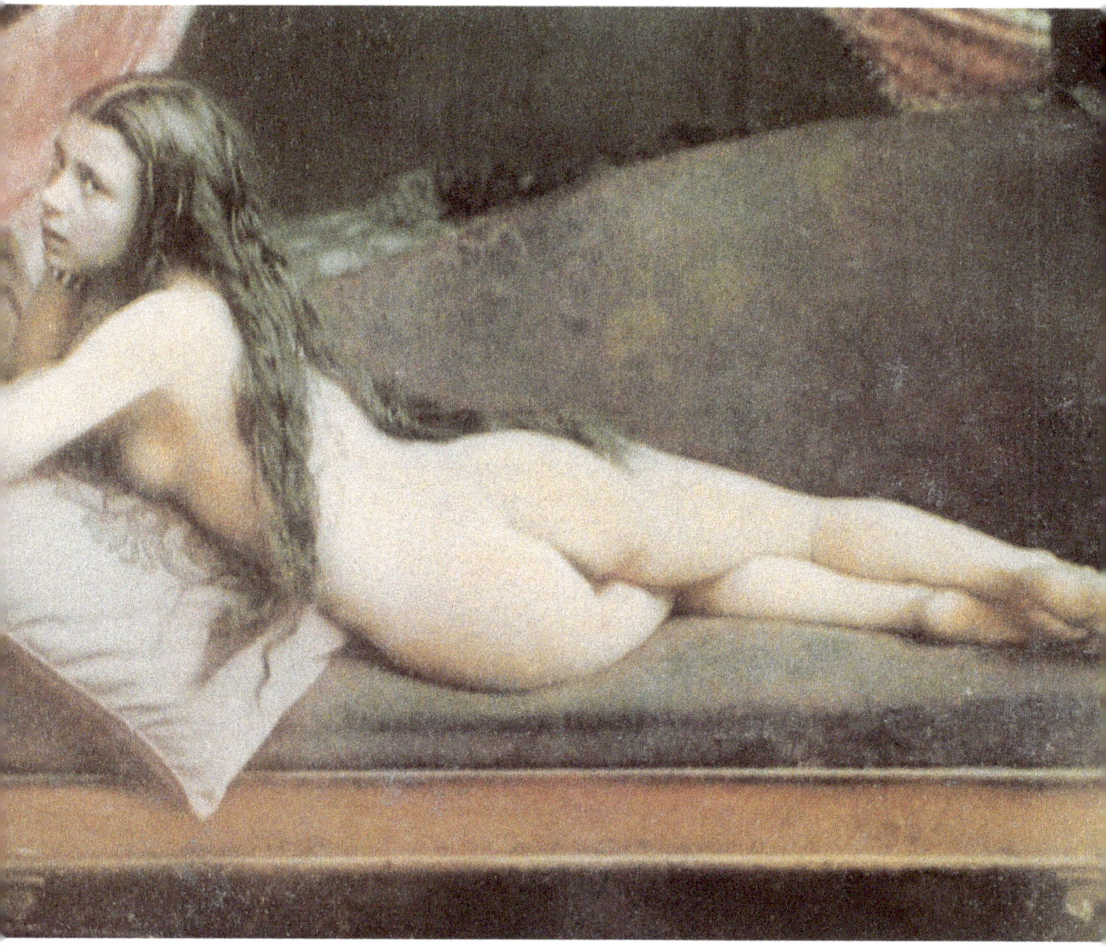

42. Félix-Jacques Antoine Moulin, Farbfotografie, 1851-1854.

ach einem Orgasmus fühle ich mich sehr entspannt, friedlich, befreit, bekennt Seymour Fishers Untersuchungsperson. „Ich schlafe fast immer ein". Und eine andere äußert: „Wenn wir fertig sind, liege ich in seiner Armbeuge. Ich bin sehr entspannt und guter Laune, empfinde Liebe zu meinem Mann – nicht unbedingt sexuelle". Auch in diesen Äußerungen finden wir den Nachhall eines viel früheren Modells der Befriedigung: Die erste Lust, die das Kind erfährt, ist die des Saugens an der mütterlichen Brust. Die Sexualbetätigung lehnt sich, wie Freud bemerkt, zunächst an eine der zur Lebenserhaltung dienenden Funktion an und macht sich erst später von ihr selbständig. „Wer ein Kind gesättigt von der Brust zurücksinken sieht, mit geröteten Wangen und seligem Lächeln in Schlaf verfallen, der wird sich sagen müssen, dass dieses Bild auch für den Ausdruck der sexuellen Befriedigung im späteren Leben maßgebend bleibt".

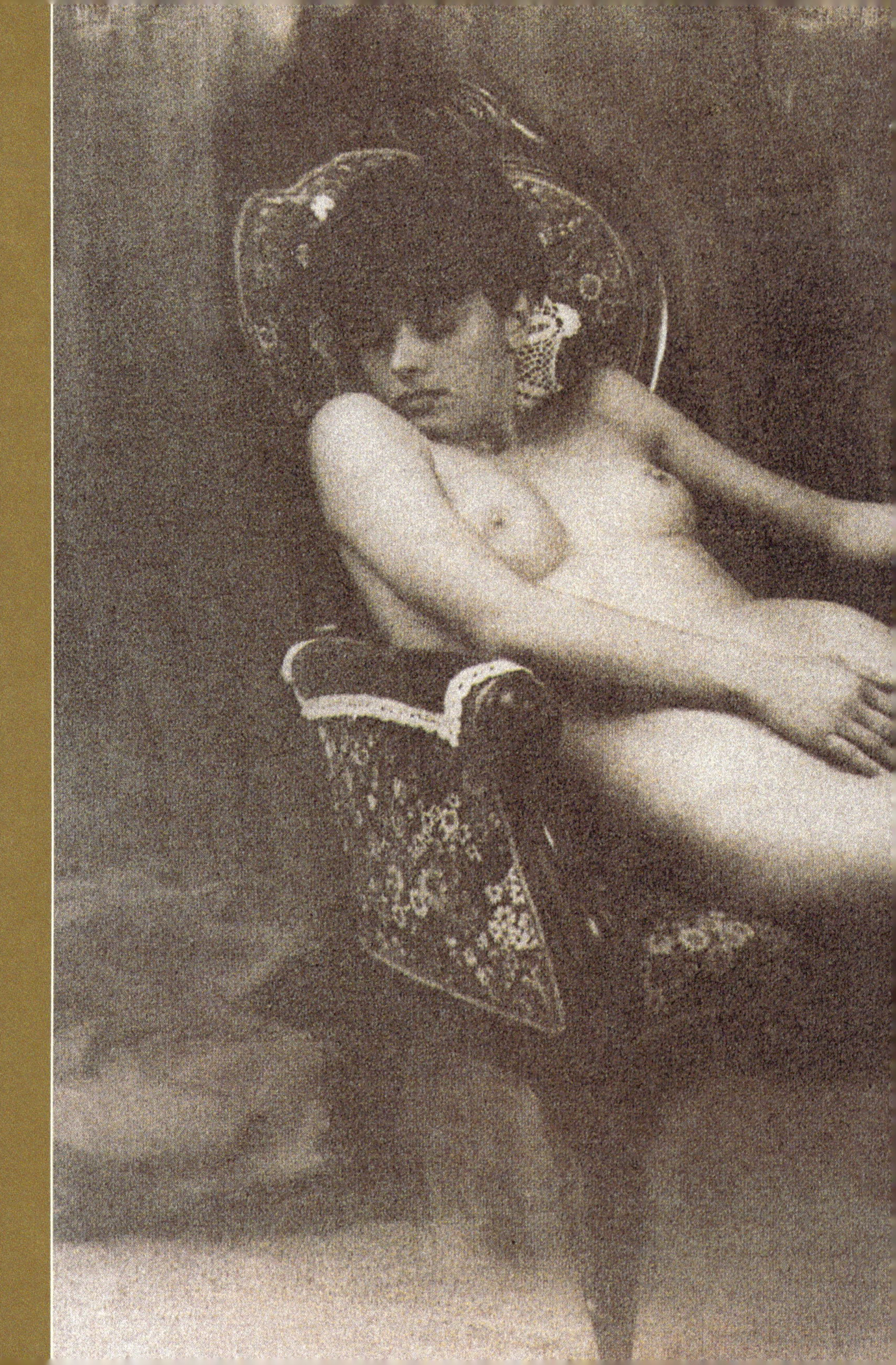

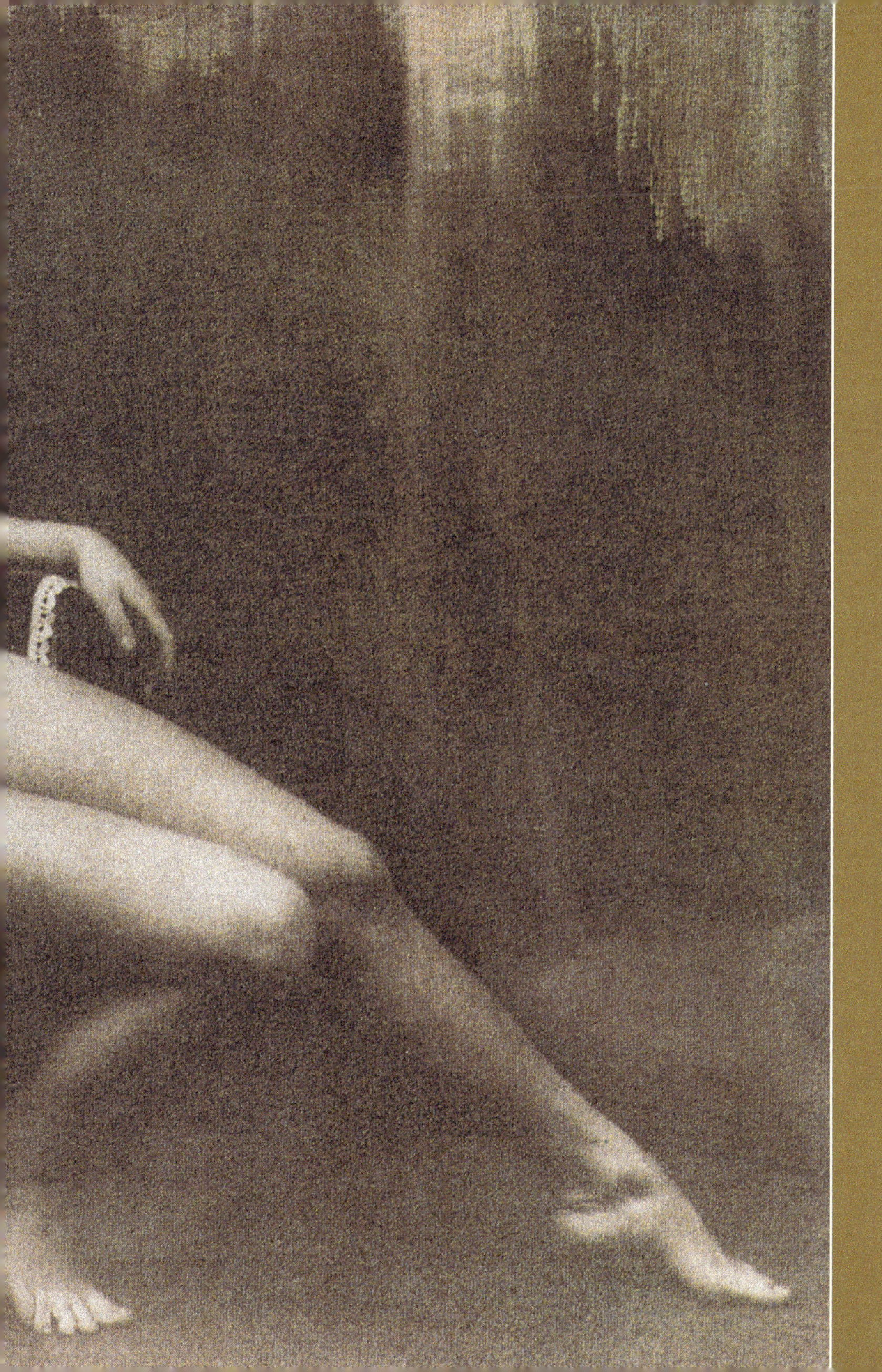

Noch im Küssen überlebt der archaische Reflex,
mit dem das Kind an der Brust der Mutter saugt.
Bereits das befriedigende Saugen hat das Kind
mit Lust vertraut gemacht.
Bisher hatten uns die Bedingungen der sexuellen
Reaktionsfähigkeit bzw. der Orgasmusfähigkeit
wenig interessiert. Doch an dieser Stelle liegt es
nahe, zu fragen, was die orgiastische Erregung
bei einer Vielzahl von Frauen abbremst.
Wie dargestellt wurde, bedeutet das Erreichen
des Orgasmus für die meisten Menschen einen
dramatischen Aufbau von Spannungen und
Erregung. Er ist eine einzigartige Erfahrung,
die einmündet in momentanen Selbst- und
Weltverlust.

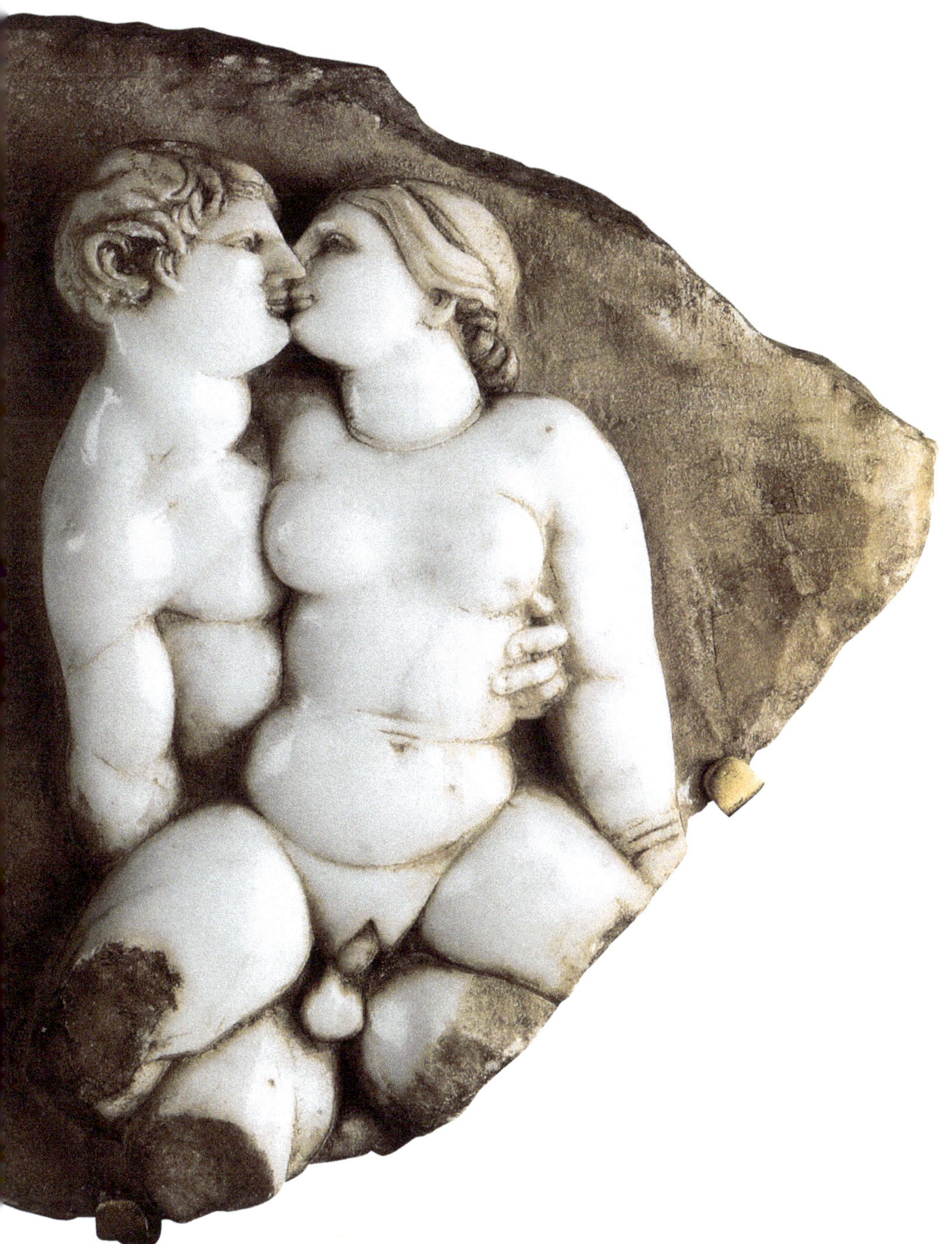

43. Giovanni Zuin, *Nudo Seduto*.
44. Liebespärchen, Marmorrelief, nach einem griechischen Motiv.

Seymour Fisher widerlegte in seiner Studie *Der Orgasmus der Frau* alle gängigen Vorurteile, die mit einer Orgasmus-Hemmung in Verbindung gebracht werden. Weder die Religion, sei es der Katholizismus oder der Protestantismus, noch Erziehungsstile noch frühe sexuelle Erfahrungen u.a. Faktoren stehen in positiver Korrelation zur Orgasmus-Hemmung. Als wichtigstes Ergebnis aber stellte er fest: Je stärker die (erzählten) Geschichten einer Frau von Verlust- und Trennungserfahrungen besetzt waren, desto geringer war die Orgasmus-Fähigkeit. „Wir fanden, dass die schwach orgasmusfähigen Frauen viel häufiger als die stark orgasmusfähigen auf Verluste, die sie in der Kindheit erlitten hatten, zu sprechen kamen...Die stark und schwach orgasmusfähigen Frauen unterscheiden sich deutlich darin, in welchem Maße der Vater für sie in der Kindheit da war und sich mit ihnen beschäftigt hatte".

Offensichtlich sei die Orgasmusfähigkeit um so begrenzter, je stärker die Frau glaube, dass man sich nicht darauf verlassen kann, die Dinge und Menschen, die man schätzt und liebt, zu behalten. Das Verblassen der Dinge im orgiastischen Erleben kann also eine Frau, die eh schon dem möglichen Verlust gegenüber empfindlich ist, derart alarmieren, dass jede weitere Erregung verhindert wird. Die Sorge um den Objektverlust macht die Angst vor unkontrollierten inneren Spannungen unerträglich. Man muss sich fragen, welche Auswirkungen zu erwarten sind, wenn die

Brüchigkeit und Ausdünnung der Eltern-Kind-
Beziehungen heute ein emotionales Vakuum
entstehen lässt.
Wird der ekstatische Ausdruck einer vergangenen
Zeit angehören? Als Privileg der Hysteriker und der
Heiligen?
Orgiastische Intimität ist also ein Wagnis, das den
Erwerb einer stabilen Identität voraussetzt. Auf
Situationen sich einlassen, die Hingabe verlangen,
kann nur, wer sich vor dem Ich-Verlust nicht fürchtet.
Intimität kann umgekehrt aber auch die Identität
stärken, denn, so E. H. Erikson, „die
Gesamttatsache, dass die zwei beteiligten Wesen im
Ausbruch des Orgasmus ein höchstes Erlebnis
wechselseitiger Regulation erfahren, bricht
irgendwie den Feindseligkeiten und der potenziellen
Wut aufgrund des Gegensatzes von männlich und
weiblich, von Realität und Fantasie, von Liebe und
Hass die Spitze ab". Intimität mildert somit die
Sprengkraft des
destruktiven
Potenzials – bedrohe
sie nun den
Zusammenhalt des
Selbst oder den
Fortbestand von
Gemeinsamkeit. Der
Liebende wendet
somit Intimität gegen
Isolierung und
Vereinsamung auf.

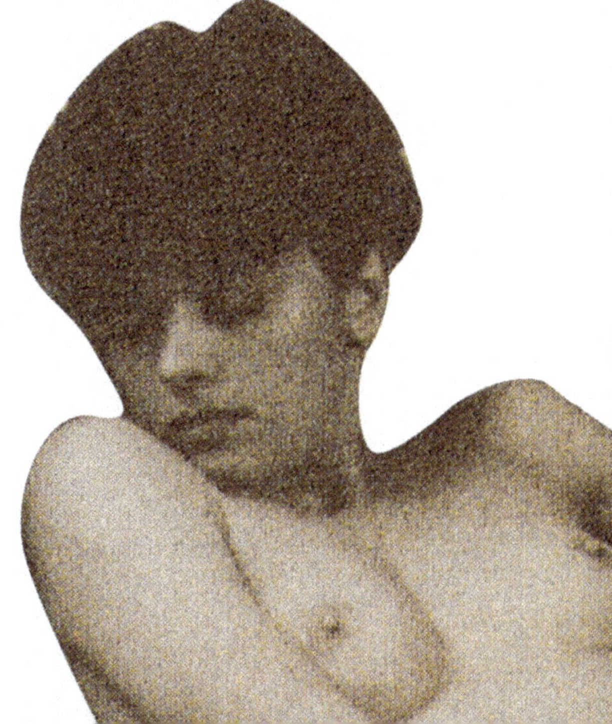

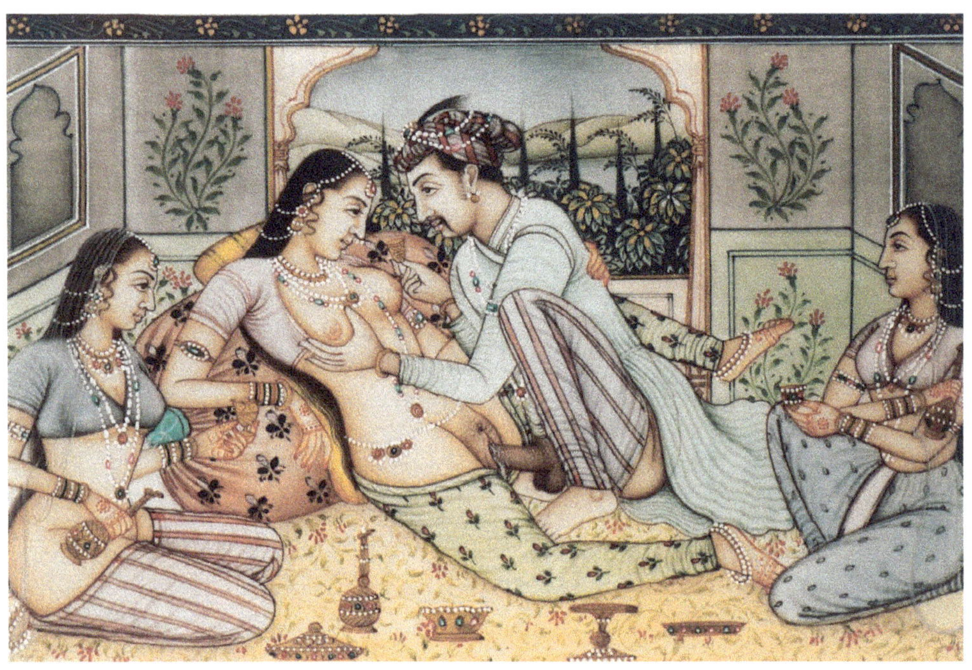

45. Indische Miniatur.

etztendlich ist jede leidenschaftliche Manifestation des Eros ein Aufbegehren gegen Schmerz und Trennung, ja gegen die Erscheinungen des Todes. Dies mag den Ausdruck des Schmerzes im orgiastischen Augenblick erklären. Nicht Lust, Freude und Glück drücken sich im Gesicht der erregten Liebenden aus, eher Anstrengung und Schmerz. Was aber „Schönheit" war, ist nicht mehr als bloß eine Einladung zu diesem Spiel, in dem alles sich auflöst.

Im orgiastisch-konvulsivischen Augenblick ist alles schön – und alles hässlich! Natur hat über Kultur für einen Augenblick gesiegt.

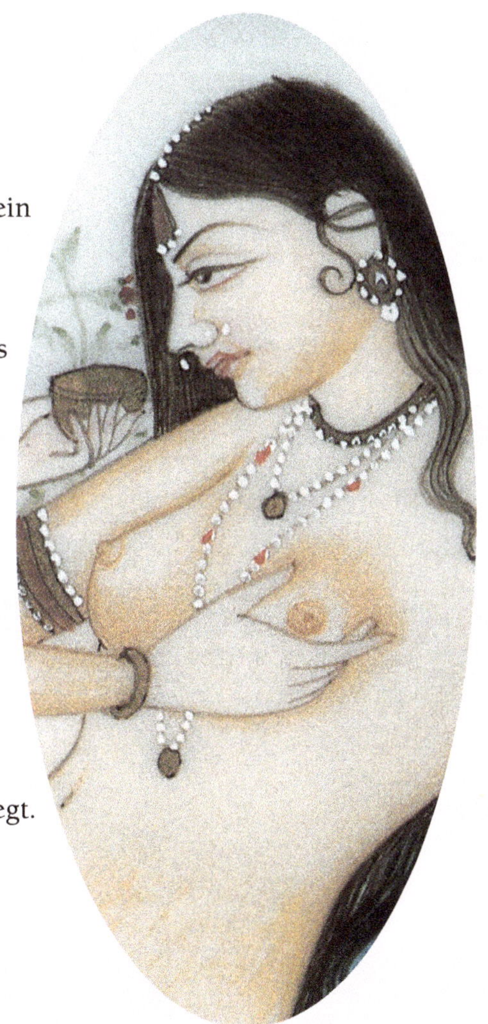

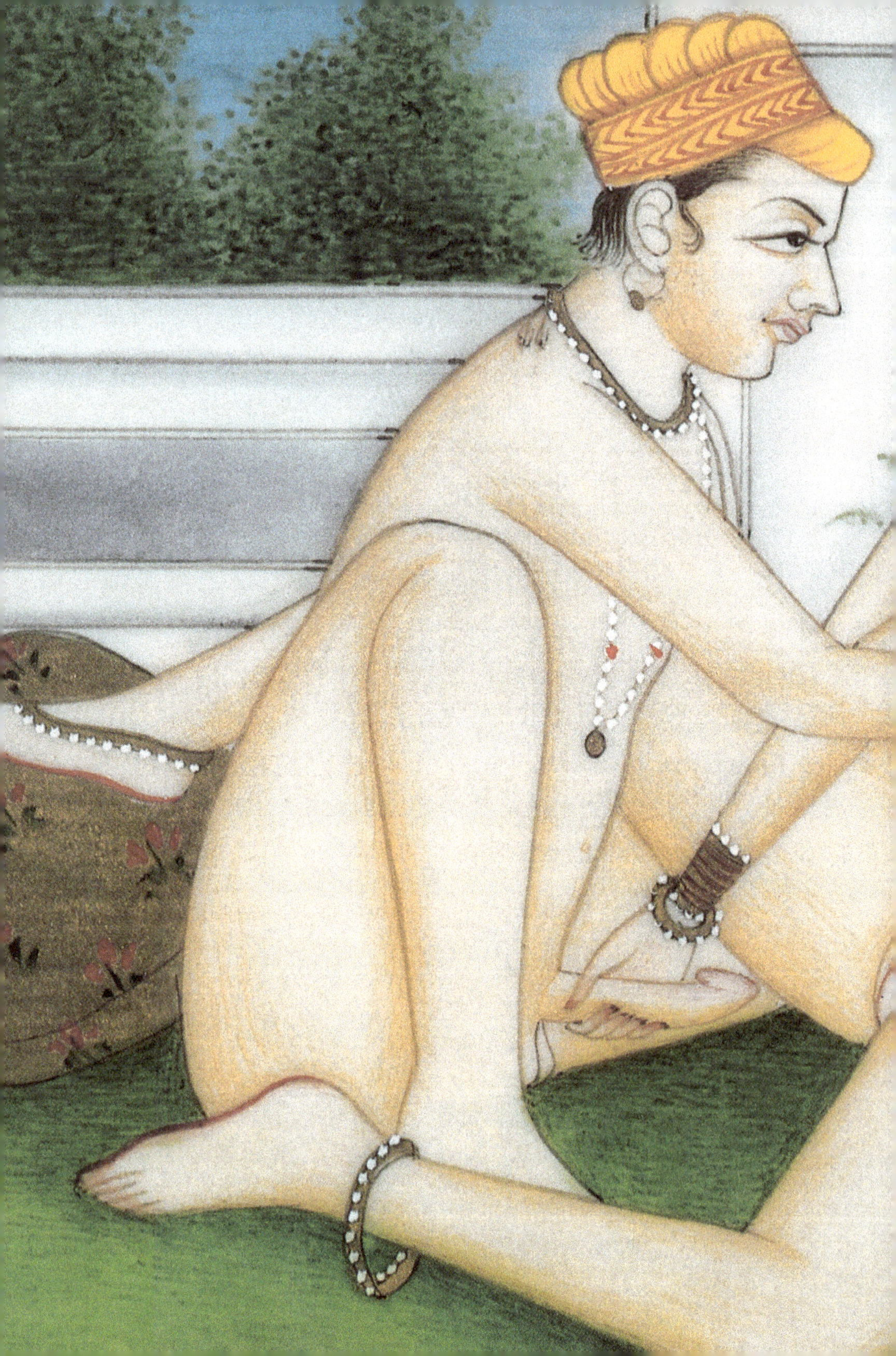

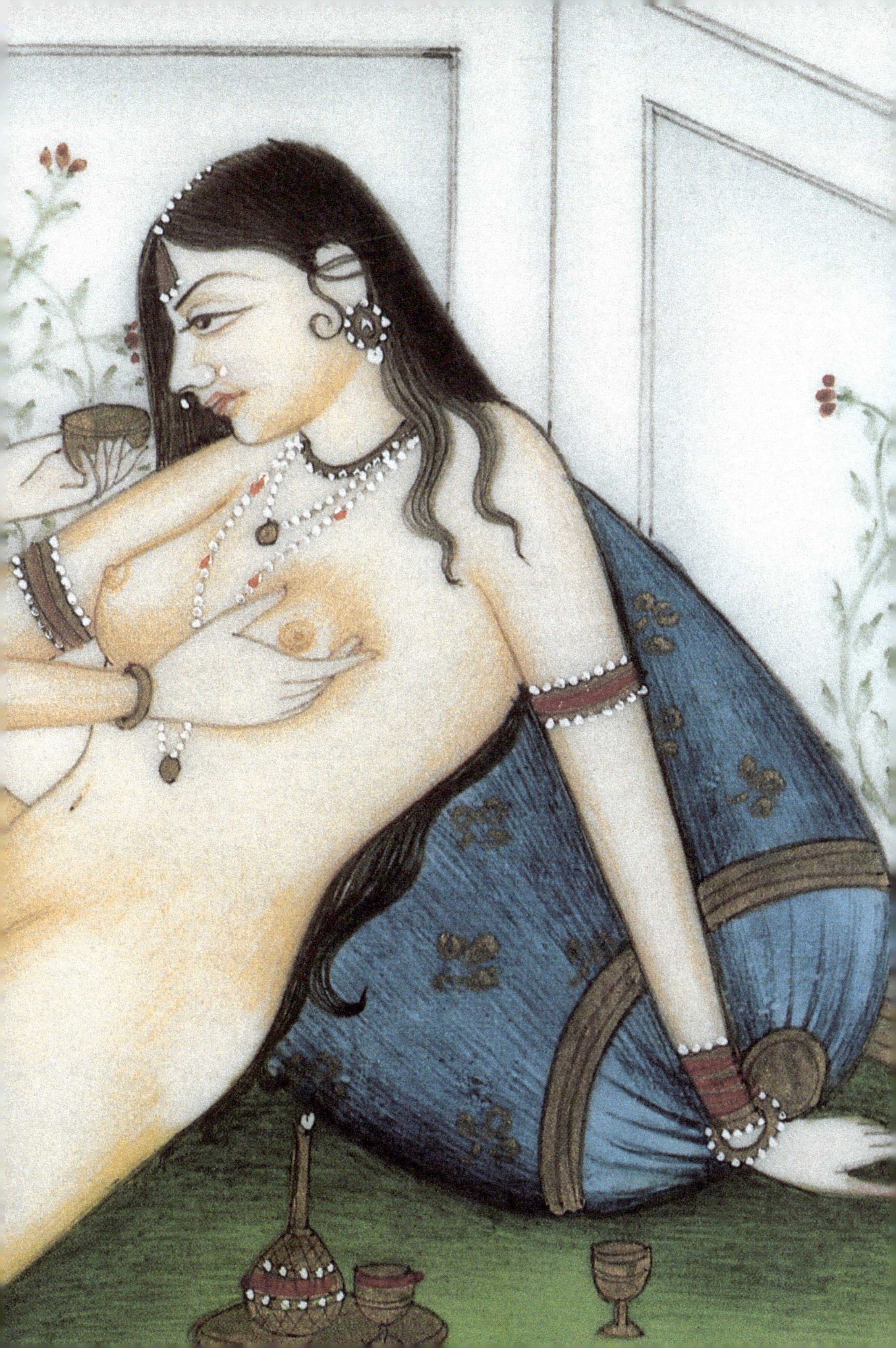

Doch noch der Ausdruck der Leidenschaft, wie wir ihn auch aus den Darstellungen der europäischen Kunst kennen, ist kulturell bedingt. Auch das, was als „Natur" sich herausschreit, ist abhängig davon, wie sehr wir ihr eine Form des Ausdrucks gestatten. Im Gegensatz zur Kunst des Abendlandes, wo wir, sei es in der klerikalen, sei es in der erotischen Kunst, häufig den ekstatischen

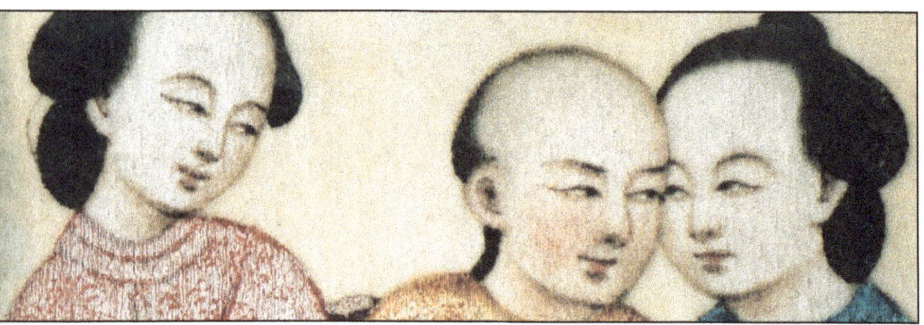

Ausdruck finden, bleiben die Gesichter z. B. auf den japanischen Shungas maskenhaft unerregt. Einzig ein Biss ins Taschentuch und die verkrampften Zehen verraten eine innere Erregung. Weit geöffnet sind die Augen in den Koitus-Darstellungen der tibetanischen und nepalesischen Kunst, wo der verhaltene Sexualakt als ein Medium der Bewusstseins-Erweiterung gilt. Der Sexualakt, weit davon entfernt, etwas „Animalisches" zu sein, ist in seiner idealtypischen Ausprägung eher eine hoch entwickelte Kulturform.

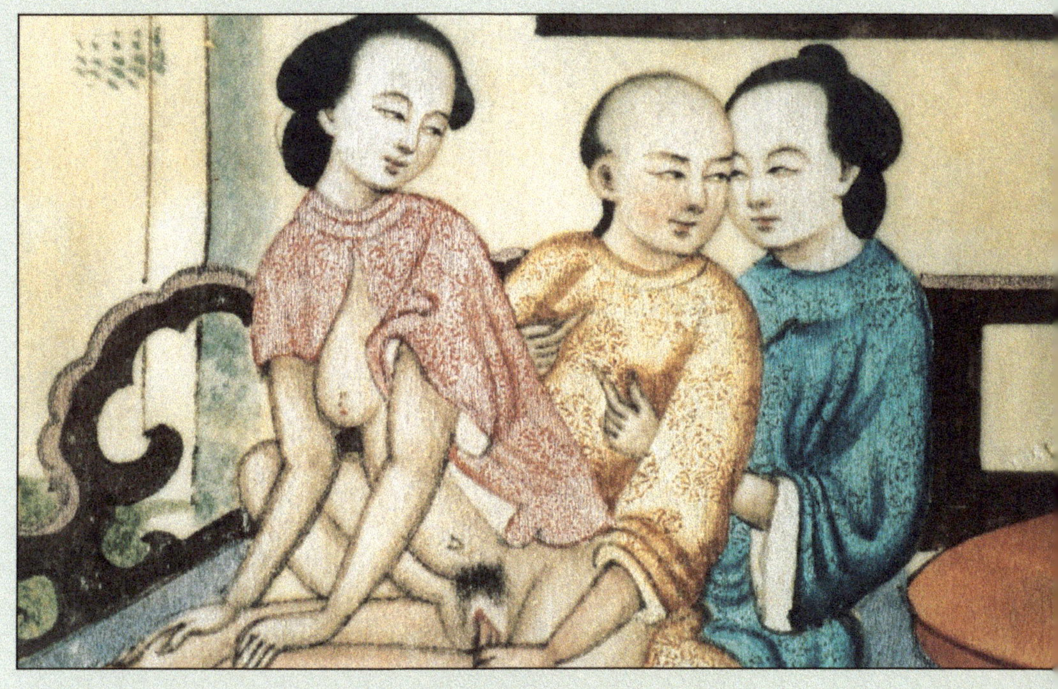

46. *Kamasutra.*
47. Farbige Shunga.

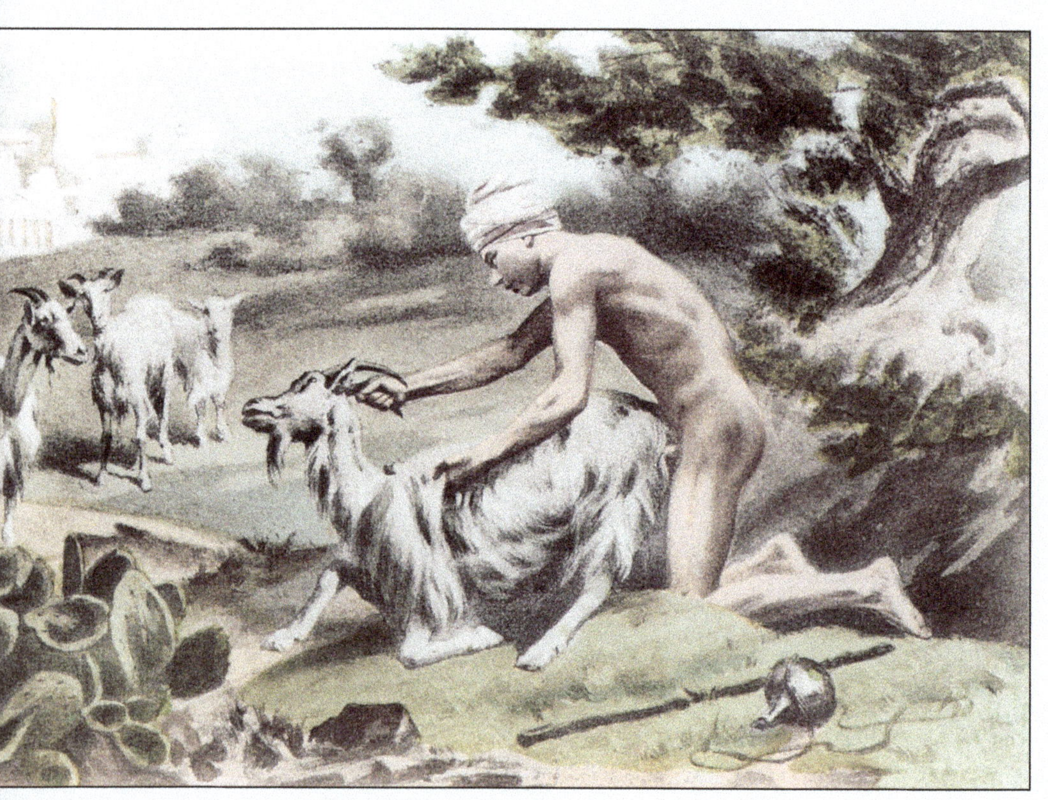

48. Wandmalerei nach *De figuris Veneris*.

Kehren wir wieder zu Bataille zurück. Für ihn trägt
die Schönheit einer Frau dazu bei, das Animalische
des Sexualaktes fühlbar zu machen. „Nichts ist für
einen Mann deprimierender als die Hässlichkeit
einer Frau, neben der die Hässlichkeit der Organe
und des Geschlechtsaktes nicht mehr hervortreten.
Die Schönheit ist in erster Linie deshalb wichtig,
weil die Hässlichkeit nicht beschmutzt werden
kann und weil das Wesen der Erotik die
Beschmutzung ist... Je größer die Schönheit, desto
tiefer die Beschmutzung".

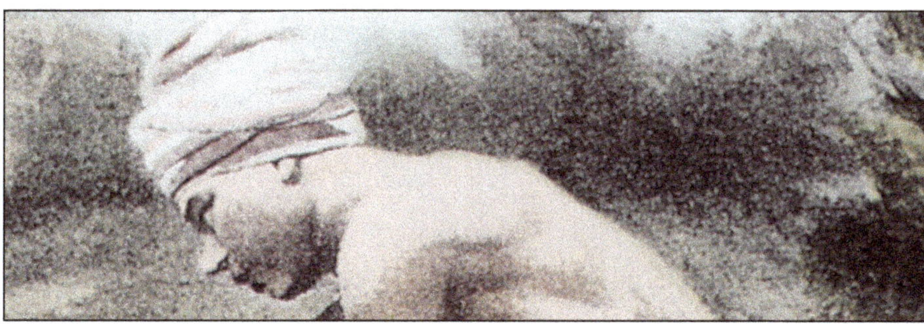

Moderne Sexualtherapeuten und -pädagogen
versuchen, Frauen, die insgeheim meinen,
Sexualität sei „schmutzig", zu bewegen, ihren
Körper zu akzeptieren. Nichts, was das Bild des
sauberen partnerschaftlichen Sexualaustausches
eintrüben soll! Doch dies ist sexual therapeutischer
Exorzismus, der den Antagonismus verkennt, der
in die Geschlechterspannung eingebaut ist. Sex to
be fit for life! Es könnte also sein, dass diejenigen,
die Sex als „schmutzig" bezeichnen, dadurch ein
angemesseneres Verständnis von Sexualität
bekunden. Nur sind diese Frauen nicht in der Lage,
diese konträre Erfahrung für sich zu akzeptieren
und sich ihr auszusetzen.

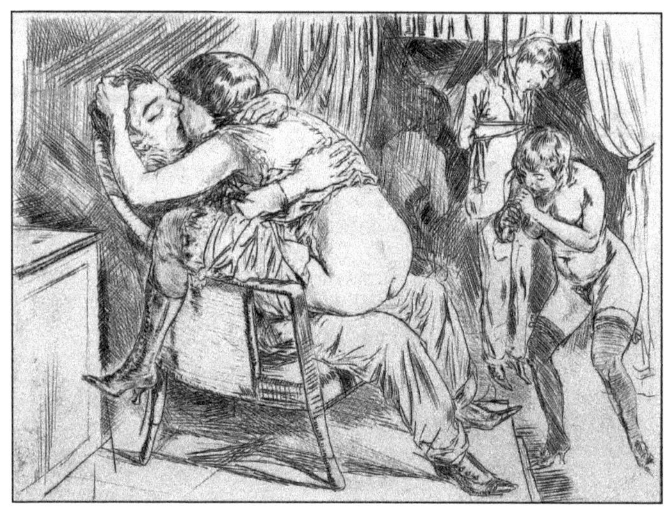

49. Drucke aus der Serie
*Variationen über die
Liebe*, um 1920.

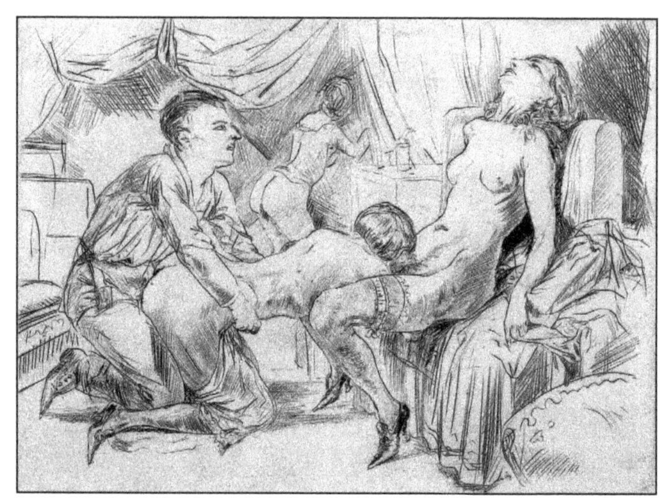

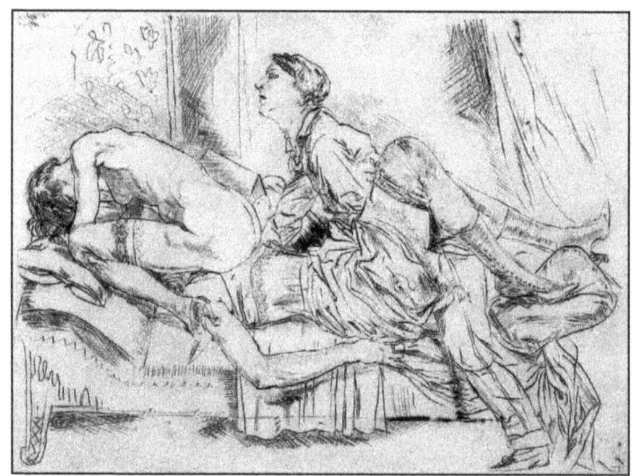

Zentraler Begriff der Batailleschen Erotik ist der der „Überschreitung". Die heutige Neutralität einer vernunftkonformen sexuellen Aktivität ist ihm suspekt, da keine Grenze mehr da ist, die überschritten werden kann. Es gibt, sowohl bei Männern als auch bei Frauen, eine „business-like" Haltung zum Sex: Der Koitus ist ein routinemäßiger, gut ausgeführter Vorgang, der entsprechendes Vergnügen bereitet, aber schlicht und einfach nur einer von vielen anderen wichtigen Lebensaktivitäten ist. Als bloße Rekreation bleibt er dem Bereich der Arbeit verhaftet. In diesem klinischen Akt gibt es weder Überschreitung noch Beschmutzung - noch das konvulsivisch verzerrte schöne Gesicht.

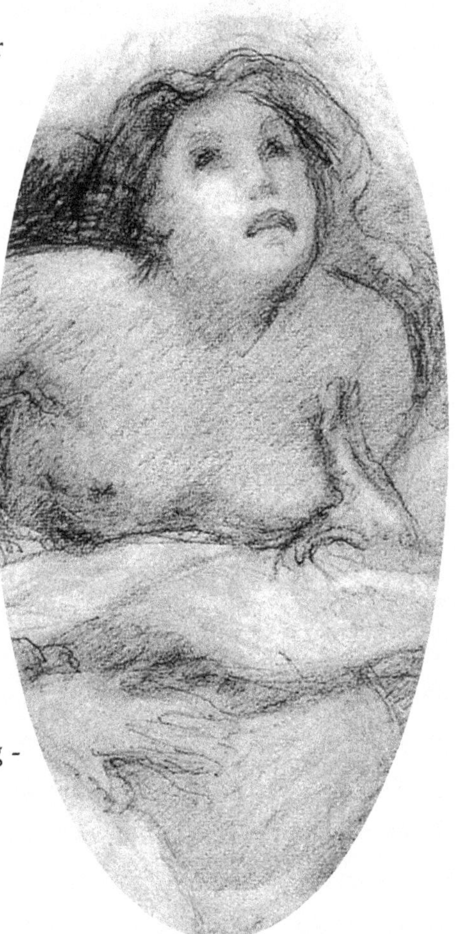

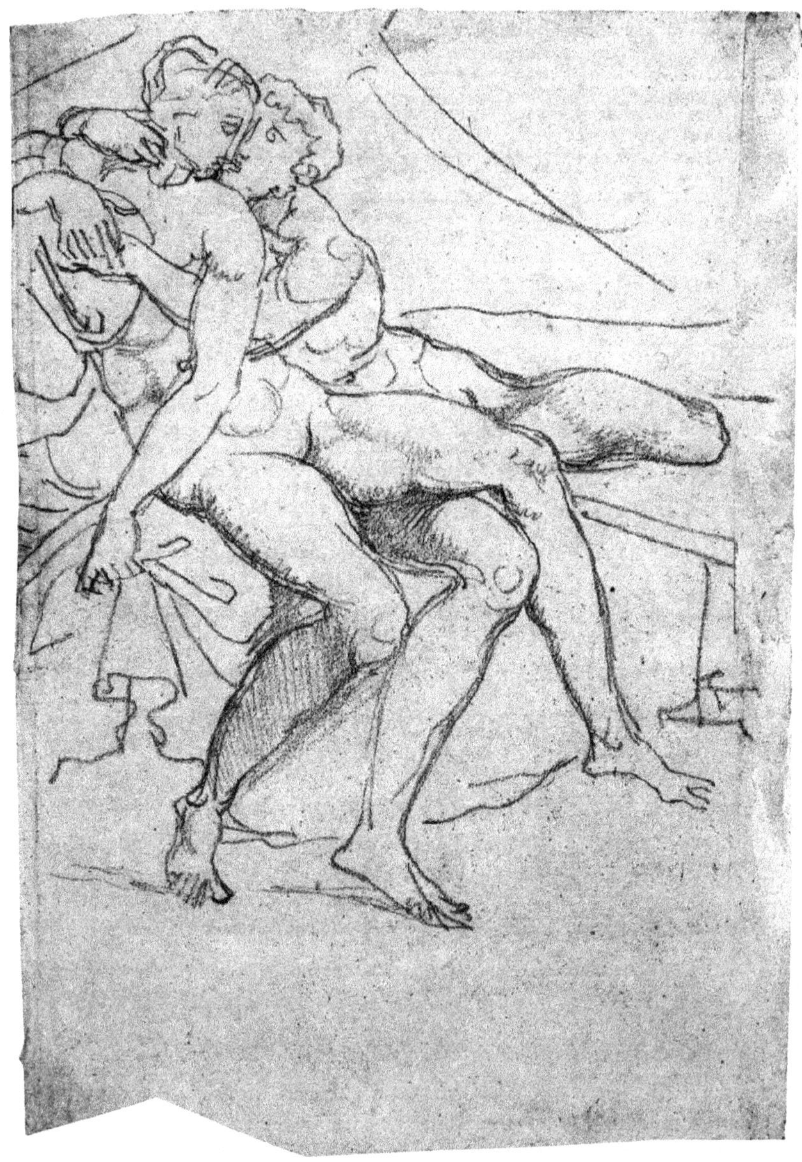

50. Jean Auguste Dominique Ingres, *Sich umarmendes Paar auf dem Bett.*

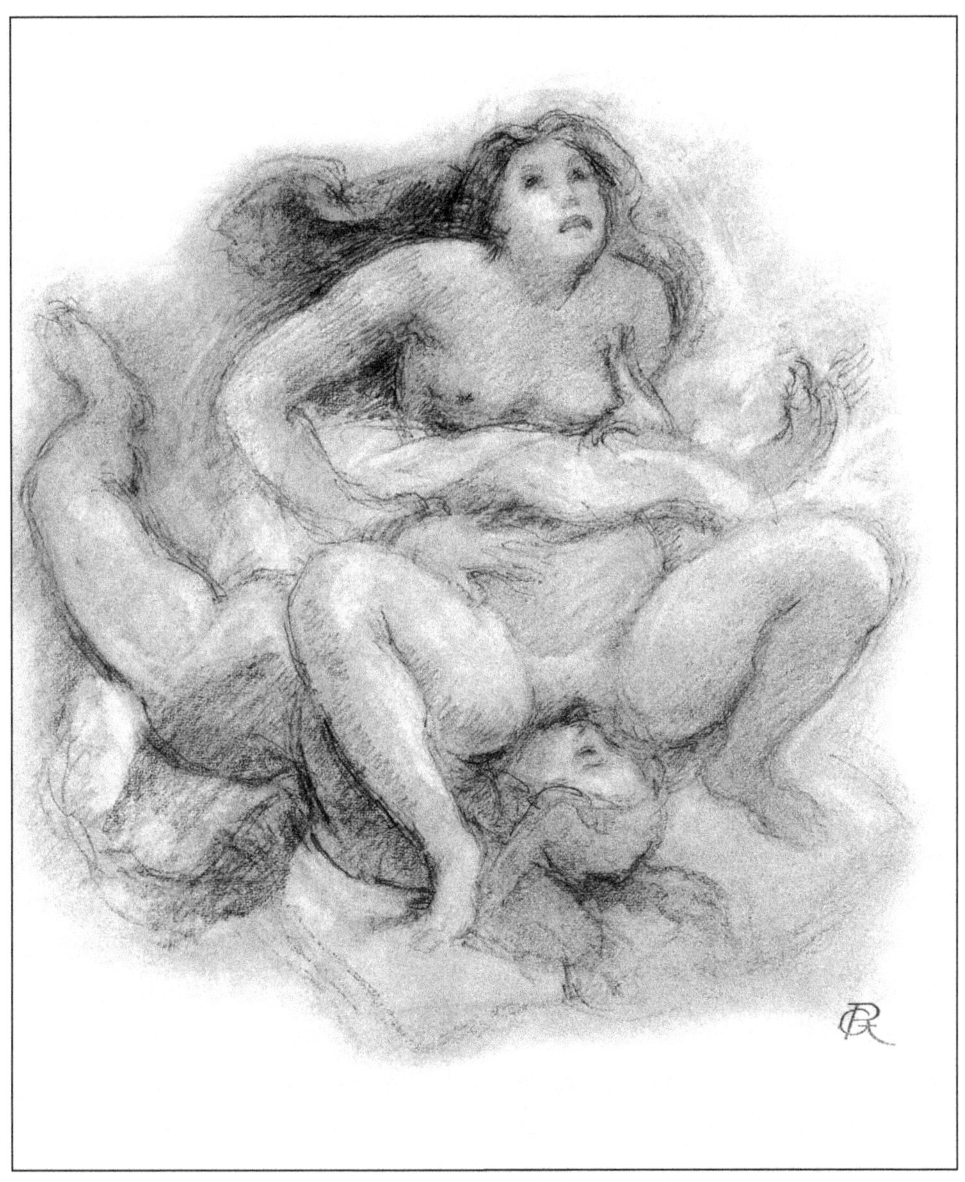

51. Richard Guino, Erotische Zeichnungen.

1. Lucas Cranach, *Venus und Cupido*, 1509, Öl auf Leinwand, Eremitage, St. Petersburg.
2. John Collier, *Lilith*, Öl auf Leinwand, Southport, The Atkinson Gallery.
3. Philip Burne-Jones, *Der Vampir*.
4. Botticelli, *Madonna*, 1482, Detail, Uffizi, Florenz.
5. Miniatur, Illustration für Boccaccios *Dekameron*, 14. Jh.
6. Peter Johann Nepomuk Geiger, Aquarell, 1840.
7. Lucas Cranach, *Lukrezia*, 1533, Gemäldegalerie der Akademie der Bildenden Künste, Wien.
8. Julie Mangenet Cameron, *Die heilige Agnes*, London.
9. Französischer Druck, anonym.
10. Rojan, *Frühjahrs Idylle*, 1934.
11. Franz von Stuck, *Salome*, 1906 Öl auf Leinwand, Städtische Galerie im Lenbachhaus, München.
12. Armand Petitjean, Pastellzeichnung,, 1946/47.
13. Armand Petitjean, Pastellzeichnung,, 1946/47.
14. Anonyme Fotografie.
15. François Boucher, *Die Ruhe der Wollust*, 1748.
16. Auguste Rodin, *Sich umarmendes Pärchen* aus *Der Kreis der Liebenden*, um 1880, Bleistift und Feder auf Papier, Musée Rodin, Paris.
17. Rudolf Schlichter, *Free and easy*, frühe 20er Jahre.
18. Bernini, *Die Extase der heiligen Theresa*, 1647-1652, Sta Maria della Vittoria, Roma.
19. Colbet, Farbdruck.
20. Fotografie, *Wollust*, 19. Jh.
21. Klimt, *Die Traumbeschaute*, 1911, Wasserfarbe und Bleistift, Museum of Modern Art, New York.
22. Klimt, *Sitzende Frau mit offenen Beinen*, 1916-1917, Bleistift auf japanischem Papier.
23. Franz von Bayros, *Der Garten der Aphrodite*, 1907.
24. Klimt, *Zwei Liebhaber*, 1914.
25. Klimt, *Pärchen*, 1914, Bleistiftzeichnung.

26.   Jules Duboscq, Fotografie, 19. Jh.
27.   Simon Solomon, *Sappho und Erynnia im Garten der Myttilene*, 1864, Aquarell.
28.   Farbige Shunga.
29.   Anonyme Fotografie.
30.   Berthomme Saint André, Illustration für *Gamiani*, 30er Jahre.
31.   Amedeo Modigliani, *Nacktstudie*, Bridgeman Art Library, London.
32.   Homoerotische Szene, Anonym, Paris, 30er Jahre.
33.   Egon Schiele, *Lesbisches Pärchen*, 1911.
34.   Aubrey Beardsley, *Wie Sir Tristan den Liebestrunk trank*, Illustration für *Arthurs Tod*, 1893, Tintenzeichnung.
35.   Französische Postkarte, Ende 19. Jh.
36.   Franz von Struck, *Der Kuss der Sphinx*, 1895, Öl auf Leinwand, Museum für Moderne Kunst, Budapest, Ungarn.
37.   Pompeji, Mosaik, *Satyre*, 1. Jahrhundert n. Chr.
38.   Peter Fendi, Serie von erotischen Szenen, 1835.
39.   Griechenland, Erotische Tänze, 6. Jh. v. Chr.
40.   Rojan, *Frühjahrs Idylle*, 1934.
41.   Rojan, *Frühjahrs Idylle*, 1934.
42.   Félix-Jacques Antoine Moulin, Farbfotografie, 1851-1854.
43.   Giovanni Zuin, *Nudo Seduto*.
44.   Liebespärchen, Marmorrelief, nach einem griechischen Motiv.
45.   Indische Miniatur.
46.   *Kamasutra*.
47.   Farbige Shunga.
48.   Wandmalerei nach *De figuris Veneris*.
49.   Drucke aus der Serie *Variationen über die Liebe*, um 1920.
50.   Jean Auguste Dominique Ingres, *Sich umarmendes Paar auf dem Bett*.
51.   Richard Guino, Erotische Zeichnungen.

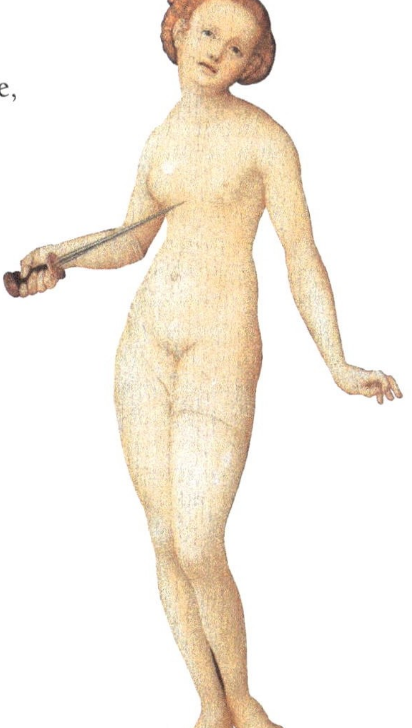